腹股沟疝修补
解剖、原理与技术

Surgical Principles in Inguinal Hernia Repair

A Comprehensive Guide to Anatomy and Operative Techniques

主　编　Melissa Phillips LaPinska　Jeffrey A. Blatnik

主　译　嵇振岭　樊友本

副主译　邓先兆　丁　政

译者名单　（以姓氏汉语拼音为序）

陈承坤（上海交通大学医学院附属第六人民医院）

程　韬（东南大学附属中大医院）

邓先兆（上海交通大学医学院附属第六人民医院）

丁　政（上海交通大学医学院附属第六人民医院）

樊　杰（上海市公共卫生临床中心）

樊友本（上海交通大学医学院附属第六人民医院）

郭伯敏（上海交通大学医学院附属第六人民医院）

嵇振岭（东南大学附属中大医院）

康　杰（上海交通大学医学院附属第六人民医院）

李俊生（东南大学附属中大医院）

邵翔宇（东南大学附属中大医院）

陶庆松（东南大学附属中大医院）

陶玄斌（上海交通大学医学院附属第六人民医院）

陶子夏（上海交通大学医学院附属第六人民医院）

王晶敏（东南大学附属中大医院）

吴　茸（东南大学附属中大医院）

伍　波（上海交通大学医学院附属第六人民医院）

杨治力（上海交通大学医学院附属第六人民医院）

于　凡（上海交通大学医学院附属第六人民医院）

张炜宇（东南大学附属中大医院）

张颖超（上海交通大学医学院附属第六人民医院）

张志刚（东南大学附属中大医院）

秘　书　宋旭军（东南大学附属中大医院）

樊　杰（上海市公共卫生临床中心）

王　琪（东南大学附属中大医院溧水分院）

顾晓辉（上海交通大学医学院附属第六人民医院）

人民卫生出版社

·北　京·

First published in English under the title
Surgical Principles in Inguinal Hernia Repair: A Comprehensive Guide to Anatomy and Operative Techniques
edited by Melissa Phillips LaPinska and Jeffrey A. Blatnik
Copyright © Springer International Publishing AG, part of Springer Nature, 2018
This edition has been translated and published under licence from Springer Nature Switzerland AG.

图书在版编目（CIP）数据

腹股沟疝修补：解剖、原理与技术 /（美）梅丽莎
·菲利普斯·拉平斯卡（Melissa Phillips LaPinska），
（美）杰弗里·A. 布拉特尼克（Jeffrey A. Blatnik）主
编；嵇振岭，樊友本主译 . —北京：人民卫生出版社，
2023.8
　　ISBN 978-7-117-35072-3

　　Ⅰ . ①腹⋯　Ⅱ . ①梅⋯②杰⋯③嵇⋯④樊⋯　Ⅲ .
①腹股沟疝 – 外科手术　Ⅳ . ①R656.2

　　中国国家版本馆 CIP 数据核字（2023）第 136979 号

人卫智网	www.ipmph.com	医学教育、学术、考试、健康， 购书智慧智能综合服务平台
人卫官网	www.pmph.com	人卫官方资讯发布平台

图字：01-2021-3894 号

　　　　　　腹股沟疝修补：解剖、原理与技术
　　　　　Fugugou Shan Xiubu: Jiepou、Yuanli yu Jishu

主　　译：嵇振岭　樊友本
出版发行：人民卫生出版社（中继线 010-59780011）
地　　址：北京市朝阳区潘家园南里 19 号
邮　　编：100021
E - mail：pmph @ pmph.com
购书热线：010-59787592　010-59787584　010-65264830
印　　刷：鸿博睿特（天津）印刷科技有限公司
经　　销：新华书店
开　　本：787×1092　1/16　　印张：10
字　　数：256 千字
版　　次：2023 年 8 月第 1 版
印　　次：2023 年 10 月第 1 次印刷
标准书号：ISBN 978-7-117-35072-3
定　　价：98.00 元

打击盗版举报电话：010-59787491　E-mail：WQ @ pmph.com
质量问题联系电话：010-59787234　E-mail：zhiliang @ pmph.com
数字融合服务电话：4001118166　E-mail：zengzhi @ pmph.com

主译简介

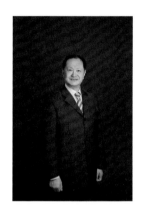

嵇振岭　主任医师、教授、博士生导师。东南大学附属中大医院大外科主任，东南大学医学院外科学系主任。国务院政府特殊津贴获得者、省部级有突出贡献的中青年专家。国际内镜疝学会荣誉委员，亚太疝学会执委，美国 SAGES、ASCRS 委员；中国微循环学会肿瘤专业委员会主委，中国 CSCO 肿瘤微创外科专家委员会副主委；中华医学会外科学分会疝与腹壁外科学组委员，中国医师协会外科医师分会疝和腹壁外科以及胃食管反流病专家组副组长；江苏省医学会、医师协会外科学分会副主任委员（副会长）；5 家国内外杂志副主编、编委。专长肝胆外科、胃肠外科、疝与腹壁外科的复杂、困难大手术。发表论文 240 篇，获得国家、省部级科技奖励 10 项，指导博士、硕士研究生 30 名。

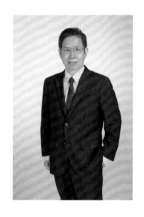

樊友本（MD，PhD），主任医师，教授，上海交通大学医学院附属第六人民医院普外科行政副主任，甲乳疝外科暨上海交通大学甲状腺疾病诊治中心主任，上海交通大学硕士生导师，中国科学院大学博士生导师。中国医师协会、中国医疗保健国际交流促进会、中国研究型医院学会甲状腺专委会副主委。中华医学会甲状腺代谢学组、中国医师协会外科医师分会疝和腹壁外科医师委员会、国际内镜疝学会、中国研究型医院学会微创外科专委会多届委员。中国中西医结合学会疝专委会副主委和甲状腺与甲状旁腺专委会主委。肝胆胰、胃肠诊治经验较丰富。近 20 年在甲状腺和甲状旁腺肿瘤、疝外科的诊治方面取得显著成绩，手术技术规范熟练，并发症极低，尤其擅长疑难危重手术和微创手术，基础知识扎实，多科协作良好，多次获得甲状腺和疝名医全国十强。发表中英文文章百余篇，主编主译专著 8 部，参编专著 20 余部，主笔和参编指南、共识 20 多版，主持国家自然科学基金和上海市科委等基金多项，获上海市科技进步奖一等奖和教育部科技进步奖二等奖。

中文版序一

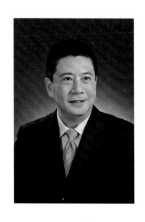

　　腹股沟疝是普外科常见疾病之一,我国每年行腹股沟疝修补术高达150万例以上。自1989年Lichtenstein采用补片修补腹股沟疝以来,无张力疝修补术已经成为治疗成人腹股沟疝的首选手术方式。

　　我国的疝与腹壁外科发展虽起步较晚但发展很快。经过几代人的努力,目前我国在疝与腹壁外科的主要领域已经达到国际领先水平。2017年和2018年《柳叶刀》分别将我国腹股沟疝"医疗的可及性"和"质量控制"评以99分和100分的高分,表明我国疝与腹壁外科的成就瞩目。

　　虽然我们在腹股沟疝的诊疗、规范化培训、疝病注册体系以及质量控制体系建设方面已取得长足进步,但近些年来随着该领域发展情况变化,例如:肥胖病人比例上升、高龄和合并多种基础疾病病人的日益增多、诊疗质量的要求不断提高、手术方式的不断改良、材料科学的百花齐放,这就要求我国的疝外科医生要不断地学习和探索,以适应疝和腹壁外科领域发生的变革。

　　拿到这本译著的手稿后,我感到非常欣慰、敬佩和感谢。欣慰的是在诸多的疝外科著作中,本书高度浓缩了腹股沟疝外科的新理念、新技术和新方法。敬佩的是本书的翻译团队投入大量的精力高质量地完成了本书的翻译。感谢的是人民卫生出版社能够在繁重的出版任务中选择出版本书。

　　《腹股沟疝修补:解剖、原理与技术》涉及应用解剖、修复材料以及各种术式的描述和评价。这些内容有助于我们更新和精进疝外科知识。正如译者所说,本书反映了当代国际腹股沟疝的临床诊治理念和学术研究动态,是一本较为全面的腹股沟疝方面的权威著作,具有大学风格的严谨性和学术性。该书特别适合我国基层外科医师、外科研究生和住院医师等中青年医师阅读,对于疝外科专业医生也是一本很有价值的参考书。

　　本书的作者是美国大学附属医院的著名疝外科专家,译者是东南大学附属中大医院和上海交通大学医学院附属第六人民医院的疝外科团队。原著由德国Springer出版,译著由人民卫生出版社出版,表明了本书的学术性和重要性。两位主译独具慧眼发现了这本书,翻译团队严谨认真翻译了这本书。他们在疝与腹壁外科领域均做出了不少成绩,在国内外具有一定的影响。

本书是疝与腹壁外科领域的一本很有价值的参考书,希望广大读者喜欢。最后感谢作者、译者和出版者,是他们的辛勤劳动给我们提供了精神食粮。

复旦大学上海医学院外科学系副主任、教授

复旦大学附属华东医院普外科主任医师、学科带头人、外科教研室主任

中华医学会外科学分会常委、疝与腹壁外科学组组长

中国医师协会外科医师分会疝和腹壁外科医师委员会副主任委员

上海市医师协会外科医师分会前副会长

上海市医学会普外科专科分会委员,疝和腹壁外科学组组长

中文版序二

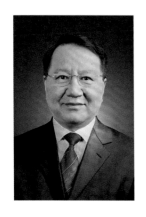

腹股沟疝是常见病、多发病，尤其多见于老人和儿童。每年我国新发腹股沟疝病例约 300 万至 350 万例，其中 90% 以上的患者为男性。尽管腹股沟疝是良性疾病，但是治疗结果会大大影响患者的生活质量。

过去疝是大"专家"看不起，小医生看不上的专业。20 年前我在中国提倡做疝病专科的时候，大部分医生不愿意参与，现在有很多院领导、科主任、著名专家去研究疝，而且很多年轻医生也愿意投身于这个领域。这说明疝和腹壁外科发展迅速、前景光明。

"在疝和腹壁外科领域，痛点比成绩更大"。不规范的手术操作、不合适的材料选择，加之我国自主知识产权的产品很少，指南、疝病登记随访系统和质量控制系统还不完善，疝外科的整体水平还有待提高。这就需要我们不断加强与国外的交流，学习和借鉴国际先进理念、先进知识和先进技术，这是提高我国疝与腹壁外科水平的一个不可缺少的途径。

非常高兴地看到嵇振岭教授和樊友本教授主译的这本《腹股沟疝修补：解剖、原理与技术》的出版。这本书共分为四个部分：术前评估、开放式手术、腹腔镜手术、腹股沟疝的特殊问题，共计 22 个章节。全面阐述疝和腹壁外科领域的基础理论、手术方法、材料学发展和治疗方法，反映了当代国际腹股沟疝的临床诊治理念和学术研究动态。这些知识有助于我们进一步理解不同修补术式的原理和理念、每种补片材料的优缺点及适用范围、各种修补技术的操作要领及注意事项、围手术期处理，以及术后并发症的防治。

本书的译者是东南大学附属中大医院嵇振岭教授团队和上海交通大学医学院附属第六人民医院樊友本教授团队的专家和医生。主译嵇振岭教授在我国疝外科走向国际的工作中作出了突出贡献，樊友本教授也主编了许多甲状腺和疝外科的著作。两个翻译团队属于大学附属医院的学院派，一些译者具有欧美留学经历。他们良好的外语水平、扎实的理论基础、丰富的实践能力，加之科学严谨的作风，为本书的出版提供了质量保证。

本书学术思想先进、内容新颖、言简意赅、操作实用、图文并茂，翻译内容忠实原著。本书既可作为疝和腹壁外科专科医生的临床手册，又可作为普通外科医生、研究生和医学生有益的教科书。因此，我郑重地向广大疝和腹壁外科医师推荐这本书。

亚太疝协会主席

International Journal of Hernia and Abdominal Wall Surgery 总编辑

Hernia 杂志副总编

中国日间手术合作联盟疝和腹壁外科专委会主任委员

全国卫生产业企业管理协会副会长兼疝和腹壁外科产业与临床研究分会会长

中国医师协会外科医师分会委员兼疝和腹壁外科医师委员会主任委员

中华医学会外科学分会疝与腹壁外科学组副组长

北京医学会外科学分会常委兼疝和腹壁外科学组组长

《中华疝和腹壁外科杂志（电子版）》总编辑

国际内镜疝协会荣誉委员兼中国分会主席

中文版序三

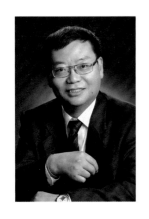

腹股沟疝是威胁人们身体健康的常见病、多发病,以老年腹股沟疝病人为主要患病群体,老年男性发病率高达 1%~2%。我国每年约有 200 万疝病患者需要接受手术治疗。所以,疝病诊断和治疗的质量至关重要。

疝病学是一个处于不断发展过程中的科学领域,疝外科的发展历程也是现代外科发展历史的浓缩。上海交通大学医学院附属第六人民医院于 21 世纪之初率先成立疝与腹壁外科专业团队,团队成立初期,几乎仅限于腹股沟疝的开放手术。经过十余年卓有成效的工作,目前专病化比例已达 90% 以上,腹股沟疝微创无张力手术率高达 60%,同时将快速康复的理念引入了疝治疗领域。疑难疝手术、日间疝手术、复杂切口疝杂交修补、造口旁疝和食管裂孔疝微创修补、腹壁肿瘤切除重建等术式经验丰富,疝手术的质量居国内前列,成为上海交通大学疝与腹壁外科疾病诊治中心成员单位之一、中华医学会外科学分会疝与腹壁外科学组医疗质量控制中心之一。疝与腹壁外科学科带头人樊友本教授受聘为中国医师协会外科医师分会疝与腹壁外科医师专业委员会、全国卫生产业企业管理协会疝和腹壁外科产业及临床研究分会、中国研究型医院学会微创外科学专业委员会和国际内镜疝学会多届委员,兼任中国中西医结合学会疝和腹壁外科专家委员会副主任委员;担任《中华疝与腹壁外科杂志》的多届编委、《实用腹壁外科学》副主编;参与人民卫生出版社住院医师规范化培训教材《外科学普通外科分册》(负责第 8 章腹外疝)、《甲状腺和甲状旁腺内镜手术学》和《甲状腺和头颈外科经验与教训》等多本专著的编写与翻译工作。成功举办了两届上海交通大学-厦门大学疝与腹壁外科论坛、四届上海疝与腹壁外科国际论坛,使我国疝外科领域的国际影响力得到进一步提升。

我院樊友本教授团队和东南大学附属中大医院嵇振岭教授团队联合翻译了国际最新腹股沟疝专著 *Surgical Principles in Inguinal Hernia Repair: A Comprehensive Guide to Anatomy and Operative Techniques*,使得疝外科领域又多了一本优秀的参考译著。该著作从疝外科解剖、疝材料学等基础知识到各种术式操作流程及要点、各种术式优缺点、术后管理和并发症防治等临床实践经验均做了深入浅出的讲解,全面展示各个手术技术细节,临床实用性极高,是疝专科医师特别是初中级或基层普外科医师的理想参考用书。

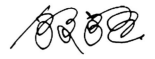

教授　博士生导师

上海交通大学医学院附属第六人民医院　院长

上海市睡眠呼吸障碍疾病重点实验室　主任

上海交通大学耳鼻咽喉科研究所　所长

上海市医学会耳鼻咽喉头颈外科专科分会　主任委员

国际耳内科医师协会中国分会　主席

上海市医师协会睡眠医学专业委员会　主任委员

译者前言

腹股沟疝占所有腹外疝的 90% 以上,老年男性发病率高达 1%~2%,全球每年有超过 2 000 万例腹股沟疝手术,我国也有 200 万例左右。因此,腹股沟疝是外科常见病、多发病。就目前而言,外科手术是治愈腹股沟疝的唯一手段。而高质量的外科手术可以明显降低复发率、显著减少并发症,促进患者快速康复并提高生活质量。

美国田纳西大学 Melissa Phillips LaPinska 和华盛顿大学 Jeffrey A. Blatnik 主编的 *Surgical Principles in Inguinal Hernia Repair: A Comprehensive Guide to Anatomy and Operative Techniques* 一书由 Springer 出版社出版。书中详细介绍了腹股沟疝的原理与实践,涉及应用解剖、补片材料以及各种不同术式的描述和评价。这些知识有助于我们进一步理解不同修补术式的原理理念、每种补片材料的优缺点及适用范围、各种修补技术的操作要领及注意事项、围手术期处理,以及术后并发症的防治。反映了当代国际腹股沟疝的临床诊治理念和学术研究动态。

本书的作者汇聚了美国大学附属医院的著名疝与腹壁外科专家,有些作者与译者比较熟悉,他们多次到我国进行学术交流。译者认为本书是近年来较为全面的腹股沟疝方面的权威著作,具有大学风格的严谨性和学术性。该书特别适合我国基层外科医师、外科研究生和住院医师等中青年医师阅读,对于疝与腹壁外科专科医生也是一本很有价值的专业参考书。

本书的翻译由东南大学附属中大医院和上海交通大学医学院附属第六人民医院各位疝外科医师完成,大家克服了新冠疫情的困扰,终于在 10 个月时间内完成了译稿。此书能够在权威的人民卫生出版社以中译本出版,体现了人民卫生出版社对作者和译者工作的肯定。期望本书能够对我国疝与腹壁外科专业的发展贡献绵薄之力。由于我们的翻译水平有限,也希望广大外科同仁们批评指正。本书的翻译出版得到了人民卫生出版社和德国 Springer 公司的大力支持和密切配合,在此表示衷心的感谢。

嵇振岭:主任医师、教授、博士生导师,东南大学附属中大医院

樊友本:主任医师、教授、博士生导师,上海交通大学医学院附属第六人民医院

2023 年 6 月 20 日

原著前言

腹股沟疝修补术在美国和国际上仍然是最常做的手术之一。业已描述的术式种类繁多,外科医生每天要面临手术选择的挑战——也就是说,没有一种"最佳"的手术方式能适合临床情况不尽相同的各种患者。目前,许多书籍讨论了腹壁切口疝,但对于手术数量巨大的腹股沟疝,还缺乏全面的指南来指导最佳处理。《腹股沟疝修补:解剖、原理与技术》一书由疝外科领军人物所著,他们希望不仅能够分享最新的文献和知识,而且还能够介绍外科手术细节的"技巧和窍门"。本书描述了腹股沟疝的基础理论和常见手术方法,同时也详细地讲解了医师可能遇到的腹股沟疝复杂情形,如肠损伤、肠道污染,抑或患者需要做前列腺切除术。针对许多不同的情况,讨论了许多技术细节。我们希望本书能指导疝外科中心的医师思考和学习,个体化应用每一种手术技术为患者带来最大获益。这本书也介绍了在社区执业和兼做科研的医生关注的重要主题,如腹股沟疝诊治的住院医师培训和外科医生收集随访数据的重要性。

如果没有各位作者的帮助,这本书是不可能出版的。他们为每个章节的完成,贡献了宝贵的时间和辛勤的劳动,Springer 的出版团队也为本书提供了指导和帮助。《腹股沟疝修补:解剖、原理与技术》一书对于执业的普通外科(和创伤外科)医生,包括该领域的住院医生和规培进修医生将是宝贵的资源。我和我的合著者希望大家喜欢这本书。

Melissa Phillips LaPinska,诺克斯维尔,美国田纳西州

Jeffrey A. Blatnik,圣路易斯,美国密苏里州

嵇振岭、樊友本　译

编者名录

Gina L. Adrales Department of Surgery, Johns Hopkins Hospital, Johns Hopkins University School of Medicine, Baltimore, MD, USA

Vamsi V. Alli Division of Minimally Invasive and Bariatric Surgery, Department of Surgery, Penn State Hershey Medical Center, Hershey, PA, USA

Mariah Alexander Beasley University of Tennessee School of Medicine, Department of Surgery, Knoxville, TN, USA

David J. Berler Resident in General Surgery, Icahn School of Medicine at Mount Sinai, New York, NY, USA

Jeffrey A. Blatnik Section of Minimally Invasive Surgery, Department of Surgery, Washington University School of Medicine, St. Louis, MO, USA

Vandana Botta University of Tennessee School of Medicine, Memphis, TN, USA

Michael Bottros Department of Anesthesiology, Washington University School of Medicine, St. Louis, MO, USA

Benjamin Carr Department of Surgery, University of Michigan, Ann Arbor, MI, USA

Nicholas H. Carter Department of Surgery, Vanderbilt University Medical Center, Nashville, TN, USA

David C. Chen Lichtenstein Amid Hernia Clinic, David Geffen School of Medicine at UCLA, Los Angeles, CA, USA

Sherard Chiu Department of Surgery, University of Tennessee Graduate school of Medicine, Knoxville, TN, USA

Domenic R. Craner Akron Children's Hospital, Department of Pediatric Surgery, Akron, OH, USA

Ian C. Glenn Akron Children's Hospital, Department of Pediatric Surgery, Akron, OH, USA

Matthew I. Goldblatt Medical College of Wisconsin, Milwaukee, WI, USA

Brian P. Jacob Icahn School of Medicine at Mount Sinai, New York, NY, USA

Garth R. Jacobsen University of California San Diego, San Diego, CA, USA

David M. Krpata Cleveland Clinic Comprehensive Hernia Center, Digestive Disease and Surgery Institute, Cleveland Clinic Foundation, Cleveland, OH, USA

Sepehr Lalezari Johns Hopkins University Bayview Medical Center, Baltimore, MD, USA

Melissa Phillips LaPinska Department of Surgery, University of Tennessee Medical Center, Knoxville, TN, USA

Nicole Kissane Lee Indiana University School of Medicine, Department of Surgery, Indianapolis, IN, USA

Gregory J. Mancini Department of Surgery, University of Tennessee, Knoxville, TN, USA

Matthew L. Mancini Department of Surgery, University of Tennessee Medical Center, Knoxville, TN, USA

Luis A. Martin-del-Campo Columbia University Medical Center, New York, NY, USA

Stephen Masnyj Medical College of Wisconsin, Milwaukee, WI, USA

Jared McAllister Section of Minimally Invasive Surgery, Department of Surgery, Washington University School of Medicine, St. Louis, MO, USA

John Mark McLain Department of Surgery, University of Tennessee Medical Center, Knoxville, TN, USA

L. Michael Brunt Department of Surgery and Section of Minimally Invasive Surgery, Washington University School of Medicine, St. Louis, MO, USA

Yuri W. Novitsky Columbia University Medical Center, New York, NY, USA

Sean B. Orenstein Oregon Health & Science University, Portland, OR, USA

Eric M. Pauli Division of Minimally Invasive and Bariatric Surgery, Department of Surgery, Penn State Hershey Medical Center, Hershey, PA, USA

Arielle J. Perez Cleveland Clinic Comprehensive Hernia Center, Digestive Disease and Surgery Institute, Cleveland Clinic Foundation, Cleveland, OH, USA

Richard A. Pierce Department of Surgery, Vanderbilt University Medical Center, Nashville, TN, USA

Todd A. Ponsky Akron Children's Hospital, Department of Pediatric Surgery, Akron, OH, USA

Bruce Ramshaw Department of Surgery, University of Tennessee Medical center and Graduate school of Medicine, Knoxville, TN, USA

Janavi Rao Department of Anesthesiology, Washington University School of Medicine, St. Louis, MO, USA

Jessica L. Reynolds University of California San Diego, San Diego, CA, USA

Michael W. Robinson Lichtenstein Amid Hernia Clinic, David Geffen School of Medicine at UCLA, Los Angeles, CA, USA

Arghavan Salles Department of Surgery and Section of Minimally Invasive Surgery, Washington University School of Medicine, St. Louis, MO, USA

Amber Shada Department of Surgery, University of Wisconsin School of Medicine and Public Health, Madison, WI, USA

Steve R. Siegal Department of Surgery, Oregon Health & Science University, Portland, OR, USA

Nathaniel Stoikes Division of Minimally Invasive Surgery, University of Tennessee Health Science Center, Memphis, TN, USA

Wen Hui Tan Section of Minimally Invasive Surgery, Department of Surgery, Washington University School of Medicine in St. Louis, St. Louis, MO, USA

Dana Telem Department of Surgery, University of Michigan, Ann Arbor, MI, USA

Dennis R. Van Dorp Department of Surgery, University of Tennessee, Knoxville, TN, USA

Guy Voeller Division of Minimally Invasive Surgery, University of Tennessee Health Science Center, Memphis, TN, USA

David Webb Division of Minimally Invasive Surgery, University of Tennessee Health Science Center, Memphis, TN, USA

原著献词

感谢我们的外科导师帮助我们站在巨人的肩膀上。尤其感谢 Bruce Schirmer 博士、Jeff Ponsky 博士和 Jeff Marks 博士。教学工作占据了许多陪伴家人的时光,但他们依然一如既往地爱我们。感谢我们的家人。

目录

第一部分
术前评估

第 1 章
术前评估和患者优化

Amber Shada

目前趋势

腹股沟疝修补手术是最常见的手术之一，美国每年大约有 70 万例[1]。绝大多数腹股沟疝患者采用择期手术，但发生嵌顿或绞窄时必须选择急诊手术。目前，对于手术的争议主要包括修补时机（相较于密切随访或非手术治疗）和手术方法。此外，像其他择期手术一样，患者病情多变是重点考虑的因素。

修补或保守治疗

随机研究表明，对症状轻微的腹股沟疝进行密切随访可能也是适合的[2]。然而，最初选择不接受疝修补术的患者，将来很有可能因为各种理由施行疝修补术。对于患有慢性便秘，或伴有前列腺问题需费力排尿，或已婚，或健康状况良好的患者，长期保守观察的方法不能治愈腹股沟疝，最终很可能还是要行疝修补术[3]。对于许多症状轻微的腹股沟疝患者而言，术后腹股沟疼痛的风险超出早期手术带来的益处。在决定最佳手术修补时机时，必须考虑患者的年龄、活动水平、伴发症、既往或未来的其他手术等因素。此外，70 岁以上股疝、复发疝或肥胖患者，更有可能需要紧急手术干预，因为这些患者非手术治疗的风险较高[4]。因此，要向患者充分告知手术或非手术治疗的风险和益处，但也要鼓励那些更大可能需要急诊手术的

患者选择择期手术。因为没有足够的数据支持观察，所以女性或股疝患者不宜推荐密切观察。未经治疗时，股疝比腹股沟疝发生并发症的风险更高。

术前风险因素

为了保证手术的最大成功，使用合适的材料进行高质量的修复十分重要。手术细节将在本书第 5~12 章节阐述。应评估患者的术前风险因素，并努力识别和减少可控因素如吸烟、肥胖、糖尿病和糖尿病控制、营养状况、耐药细菌的检测和抗菌。还有许多不可控因素，如免疫抑制剂的使用、既往腹股沟疝修补史、既往伤口或皮肤感染史以及并存基础性肝病等，会对手术修补的效果产生不利影响。

吸烟

吸烟大概是疝修补术需要考虑的最重要的可控风险因素之一。吸烟会减少末梢组织氧化及有氧代谢，减少炎症愈合反应或损害增殖反应，最终导致手术后组织愈合不良[5]。研究证实，吸完一支香烟可以减少吸烟者（减少 38%）和被动吸烟者（减少 28%）的皮肤血流量。要恢复到主动吸烟前的血流水平需要 5 分钟的时间[6]。相反，戒烟后 4 周内可快速改善组织氧合，达到炎症细胞反应恢复的细胞水平，增殖反应也不会反弹[5]。研究表明，与术前没有戒烟

的患者相比,术前戒烟 4 周后围手术期并发症率降低[7]。吸烟也与腹股沟疝复发率的增加直接相关[8,9]。对于原发性(非复发性)疝。对于没有嵌顿、症状轻微的复发患者,要求患者术前戒烟 4 周。

肥胖

肥胖越来越普遍,66% 的美国成年人发生肥胖[体重指数(BMI)≥30kg/m^2]。这使几乎所有类型的手术都变得复杂,腹股沟疝也不例外。总的来说,关于肥胖患者腹股沟疝修补的公开报道很少。从技术层面上来说,与正常体态的患者相比,肥胖患者更具挑战性。当然,肥胖患者腹壁疝的发病率增加[10]。有趣的是,BMI≥30kg/m^2 的患者腹股沟疝的发生率反而可能较低[11]。然而,肥胖患者腹股沟疝修补后复发的风险更高[12]。有研究将腹股沟疝和腹壁疝作为一个整体进行了研究,发现肥胖患者手术部位感染率增加[13,14]。几项研究表明,与开放修补相比,腹腔镜腹股沟疝修补中手术部位感染等并发症的发生率有所降低[13,15]。因此,为肥胖患者考虑腹腔镜腹股沟疝修补术是可行的。

最近一项针对肥胖患者开放式与腹腔镜腹股沟疝修补术的美国国家手术质量改进计划(National Surgical Quality Improvement Program,NSQIP)评估发现:开放式与腹腔镜修补术后的短期结局相似[15]。然而,这未能评估复发率。另一项研究发现,与腹腔镜相比,开放式腹股沟疝修补术的并发症率更高[13]。然而,这并未排除急诊病例或包括肠切除术的病例,因此可能会使结果偏向腹腔镜修补。肥胖发生率持续上升,因此腹股沟疝修补技术必须适应这种情况。虽然这是否意味着腹腔镜手术的使用增加,还有待证实,但估计腹腔镜手术用于腹股沟疝修复的趋势将会增加,尤其是在病态肥胖患者中。目前我们还没有在腹股沟疝修补决策中采纳体重指数切点值,但我们会告知:如果肥胖,腹股沟疝的复发率可能会更高。

营养状况

像许多种类的手术一样,在营养较好的患者中,围手术期发病率似乎较低。虽然没有研究评估营养在腹股沟疝修补中的作用,但有研究表明腹壁疝患者术前白蛋白水平较低预示着住院时间延长[16]。此外,有研究表明,低体重(体重指数 <18.5kg/m^2)的人在腹股沟疝修补后出现术后并发症的风险更高[12]。对于症状轻微的患者,明智的做法是明确体重指数低于正常的潜在原因,并在手术前尽可能纠正其病理因素。

糖尿病

众所周知,糖尿病患者的伤口愈合不佳,因此各种手术的围手术期其发病率较高。这一点在心胸外科手术中得到了很好的研究,如果其围手术期血糖控制不好,伤口并发症会增加[17]。此外,在术前血糖控制不佳的糖尿病患者(糖化血红蛋白 >8%),其浅表部位感染率是对照组的2 倍[17]。糖尿病患者腹壁疝复发的风险也较高。虽然没有文献根据术前血糖控制对手术风险进行分层,但我们可以根据其他学科的现有文献,推断血糖控制较好的糖尿病患者可能比血糖控制较差的患者表现得更好。糖尿病患者腹股沟疝修补术后的短期并发症(包括出血、伤口感染和浅表伤口裂开)较多[18]。我们将糖化血红蛋白低于 8% 作为建议腹股沟疝修补的指标。

耐甲氧西林金黄色葡萄球菌

虽然腹股沟疝修补术后感染相对罕见,但如果发生就可能是灾难性的。耐甲氧西林金黄色葡萄球菌(MRSA)等耐药菌的发生率持续上升,MRSA 定植可使患者围手术期感染的风险增加。文献支持对 MRSA 定植的手术患者使用鼻滴莫匹罗星和外用氯己定进行去定植化处理[19]。尽管缺乏证据表明这可以改善腹股沟疝修复的结果，但我们觉得去定植化处理利大于弊，我们对所有的有 MRSA 感染史或疝补片感染史的患者都采用了这种方法。

结论

手术是治疗腹股沟疝的唯一明确有效的方法。症状轻微的疝患者可以考虑密切随访，但已有症状或很可能发生症状的患者应考虑择期手术修补。在腹股沟疝修复前，应调整患者的可控风险因素，包括吸烟、肥胖、营养状况、糖尿病和存在耐甲氧西林金黄色葡萄球菌定植。

（李俊生 译）

参考文献

1. Schumpelick V, Treutner KH, Arlt G. Inguinal hernia repair in adults. Lancet. 1994;344(8919):375–9.
2. Fitzgibbons RJ Jr, Giobbie-Hurder A, Gibbs JO, Dunlop DD, Reda DJ, McCarthy M Jr, et al. Watchful waiting vs repair of inguinal hernia in minimally symptomatic men: a randomized clinical trial. JAMA. 2006;295(3):285–92.
3. Sarosi GA, Wei Y, Gibbs JO, Reda DJ, McCarthy M, Fitzgibbons RJ, et al. A clinician's guide to patient selection for watchful waiting management of inguinal hernia. Ann Surg. 2011;253(3):605–10.
4. Hernandez-Irizarry R, Zendejas B, Ramirez T, Moreno M, Ali SM, Lohse CM, et al. Trends in emergent inguinal hernia surgery in Olmsted County, MN: a population-based study. Hernia. 2012;16(4):397–403.
5. Sorensen LT. Wound healing and infection in surgery: the pathophysiological impact of smoking, smoking cessation, and nicotine replacement therapy: a systematic review. Ann Surg. 2012;255(6):1069–79.
6. Monfrecola G, Riccio G, Savarese C, Posteraro G, Procaccini EM. The acute effect of smoking on cutaneous microcirculation blood flow in habitual smokers and nonsmokers. Dermatology. 1998;197(2):115–8.
7. Lindstrom D, Sadr Azodi O, Wladis A, Tonnesen H, Linder S, Nasell H, et al. Effects of a perioperative smoking cessation intervention on postoperative complications: a randomized trial. Ann Surg. 2008;248(5):739–45.
8. Sorensen LT, Friis E, Jorgensen T, Vennits B, Andersen BR, Rasmussen GI, et al. Smoking is a risk factor for recurrence of groin hernia. World J Surg. 2002;26(4):397–400.
9. Burcharth J, Pommergaard HC, Bisgaard T, Rosenberg J. Patient-related risk factors for recurrence after inguinal hernia repair: a systematic review and meta-analysis of observational studies. Surg Innov. 2015;22(3):303–17.
10. Lau B, Kim H, Haigh PI, Tejirian T. Obesity increases the odds of acquiring and incarcerating noninguinal abdominal wall hernias. Am Surg. 2012;78(10):1118–21.
11. Zendejas B, Hernandez-Irizarry R, Ramirez T, Lohse CM, Grossardt BR, Farley DR. Relationship between body mass index and the incidence of inguinal hernia repairs: a population-based study in Olmsted County, MN. Hernia: the journal of hernias and abdominal wall. Surgery. 2014;18(2):283–8.
12. Rosemar A, Angeras U, Rosengren A, Nordin P. Effect of body mass index on groin hernia surgery. Ann Surg. 2010;252(2):397–401.
13. Willoughby AD, Lim RB, Lustik MB. Open versus laparoscopic unilateral inguinal hernia repairs: defining the ideal BMI to reduce complications. Surg Endosc. 2017;31(1):206–14.
14. Ruhling V, Gunnarsson U, Dahlstrand U, Sandblom G. Wound healing following open groin hernia surgery: the impact of comorbidity. World J Surg. 2015;39(10):2392–9.
15. Froylich D, Haskins IN, Aminian A, O'Rourke CP, Khorgami Z, Boules M, et al. Laparoscopic versus open inguinal hernia repair in patients with obesity: an American College of Surgeons NSQIP clinical outcomes analysis. Surg Endosc. 2017;31(3):1305–10.
16. Dunne JR, Malone DL, Tracy JK, Napolitano LM. Abdominal wall hernias: risk factors for infection and resource utilization. J Surg Res. 2003;111(1):78–84.
17. Latham R, Lancaster AD, Covington JF, Pirolo JS, Thomas CS Jr. The association of diabetes and glucose control with surgical-site infections among cardiothoracic surgery patients. Infect Control Hosp Epidemiol. 2001;22(10):607–12.
18. Hellspong G, Gunnarsson U, Dahlstrand U, Sandblom G. Diabetes as a risk factor in patients undergoing groin hernia surgery. Langenbecks Arch Surg. 2017;402(2):219–25.
19. Bode LG, Kluytmans JA, Wertheim HF, Bogaers D, Vandenbroucke-Grauls CM, Roosendaal R, et al. Preventing surgical-site infections in nasal carriers of Staphylococcus aureus. N Engl J Med. 2010;362(1):9–17.

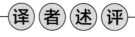

译 者 述 评

腹股沟疝是常见疾病，而且是良性疾病，手术是治疗腹股沟疝的有效措施。除了少数婴幼儿通过发育可以自愈外，一般均需手术治疗。译者曾见到很多患者的腹股沟疝发展到一定程度才选择来手术,而且此类患者往往全身情况比较差,合并多种内科疾病。因此,有必要在腹股沟疝患者初诊时详细交代手术治疗的必要性和早期手术的益处,随着患者年龄增大和合并症的增加,手术风险也在增加,在手术方式的选择上,除了有开放式手术和腹腔镜手术之分外,开放式手术还有局部麻醉和非局部麻醉之分,内科合并症严重的患者,选择局麻手术也可以降低手术风险。另外,作为一种良性的外科疾病,术前的合理准备十分必要,包括戒烟、控制血糖和减重,及对心脑血管储备功能的评估,选择合理的手术方式,将患者的并发症发生率,尤其死亡率降低到最低水平。

(李俊生　嵇振岭)

第 2 章
腹股沟及股区域解剖

John Mark McLain, Aaron Joseph Arroyave, Matthew L. Mancini, Melissa Phillips LaPinska

腹股沟疝修补术是普通外科最常见的手术之一。大部分外科治疗,包括外科的手术技术,都是基于对正常或被破坏的解剖结构的研究。手术操作者需要对腹股沟区的肌肉、筋膜、神经、血管和精索结构有全面的了解,并且提供最佳的技术,从而降低复发率和并发症发生率。

根据解剖位置,腹股沟疝分为直疝和斜疝。男性斜疝从外侧穿过内环口,然后向内走行,并且经外环口向下进入阴囊。直疝经由腹壁下血管内侧,直接通过腹壁突出。通过体检鉴别和区分这两种类型的疝可能有困难,但修补技术通常都适用于这两种类型的疝。从胚胎发育学的角度,无论男女,腹股沟斜疝比直疝更常见,通常比例为 2∶1。流行病学显示,男性患腹股沟疝的概率是女性患者的 20 多倍。虽然女性腹股沟疝比其他类型的疝更为常见,但是女性股疝的发生率与男性相比约为 20∶1。男、女右侧腹股沟疝的发生率均较高,这通常是由于胎儿发育期间右侧睾丸下降较慢后,鞘状突闭合延迟导致的。

由于开放式和腹腔镜腹股沟疝修补术的操作技术不同,解剖结构必须根据手术入路进行区分,因为这种"视野变化"往往会导致对正常解剖结构的错误识别。对于那些不太熟悉这两种手术入路的人来说,这种腹股沟解剖入路的改变常常令人困惑。掌握从开放式修补术的"由外而内"到腹腔镜修补术的"由内而外"非常重要。对于开放手术入路而言,标记联合腱、耻骨结节和腹股沟(Poupart's)韧带的解剖结构是选择手术切口的重要依据。在开放式手术中,必须识别并避免损伤髂腹股沟神经和髂腹下神经。髂腹股沟神经和髂腹下神经位于腹股沟管结构的前面,如果损伤,可能导致手术后的慢性腹股沟疼痛。对于腹腔镜或机器人入路手术,应实现腹膜前间隙,以及直疝、斜疝、股疝出口的显露,而且清晰显示肌耻骨孔的平面,以期为补片放置建立空间。特别是在腹腔镜手术入路时,解剖学知识非常重要,因为如果不准确建立补片放置空间,复发率可能会更高,这在该手术的早期学习曲线中很常见。特别在手术过程中,没有仔细识别危险区域,如危险三角(Doom 三角)、皮神经起源的疼痛三角,可能导致意外损伤。由于腹股沟疝附近区域包含重要结构,因此了解该部位的解剖(无论选择哪种手术方式)对于防止对患者的意外伤害至关重要。

掌握腹股沟管的解剖结构是手术技术的基础,本文后面的章节将详细介绍。作者认为,对解剖细节的了解是为每位患者选择正确手术、预防各种手术潜在并发症的关键。本章将介绍解剖学的基础知识,以及每种术式的特有优点和缺陷。

腹股沟区肌肉解剖

腹股沟解剖,从前到后,依次包括皮肤和皮下组织、腹外斜肌、腹内斜肌和腹横肌、腹横筋膜。这些结构在腹壁最下方融合形成腹股沟管。图 2.1 所示最能说明这一点[1]。

突出。腹外斜肌是切开皮肤和皮下组织后遇到的第一层肌肉组织。腹外斜肌的纤维向下向内方向走行,通常类似于"斜插口袋里的手"。肌肉的最下部由腱膜纤维组成,形成腹股沟韧带,即腹股沟管的底部。该韧带的下内侧部分由一个三角形的扇形韧带组成,当它与耻骨结节连接时,被称为腔隙(Gimbernat's)韧带。

腹内斜肌位于腹外斜肌的深处,与腹外斜肌相反,其纤维呈横向走行。腹内斜肌的外侧与腹外斜肌的腱膜一起形成腹股沟管的前壁,而下/内侧部分肌肉结构形成腹股沟管的上缘/顶部。腹内斜肌的最下部分形成了提睾肌纤维,它与肌肉的主体部分分离,并包绕精索走行。

腹横肌/筋膜位于腹内斜肌的深层,是腹部扁平肌的最内层。腹横肌和腹横筋膜一起构成腹股沟管的后壁(底板),腹横筋膜是腹横肌和壁层腹膜之间的一层薄薄的腱膜组织。75%的患者具备以上这种解剖关系,其余25%的患者腹股沟管后壁仅有腹横筋膜。具体见图2.2。

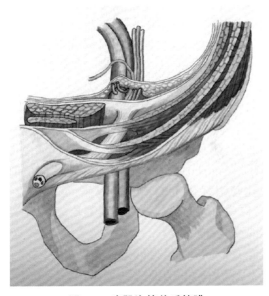

图 2.1　腹股沟管前后筋膜

腹股沟的肌肉结构为理解腹股沟疝修补术的复杂性提供了一条陡峭的学习曲线[2]。当一个困难或复杂的病例出现,并需要直接组织修复而无补片时,掌握这些解剖学的重要性更为

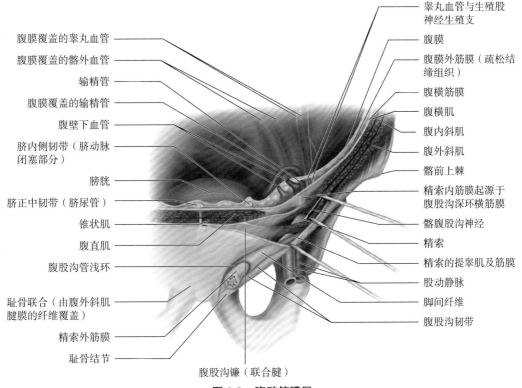

图 2.2　腹壁筋膜层

无论手术入路(开腹或腹腔镜)或修复类型(补片或组织)如何,Cooper 韧带都是一个重要的标志[3]。Cooper 韧带主要由腔隙韧带的外侧延伸以及腹内斜肌、腹横肌、耻骨肌和腹股沟镰的腱膜纤维组成。联合腱膜纤维为 Cooper 韧带提供了非凡的强度,这也说明了它在开放手术的组织修复中作为主要固定结构,如在 McVay(开放式非补片)修补中,或在腹腔镜手术中作为重要的固定结构。

如前所述,从开放角度看,腹股沟管底部由腹股沟(Poupart's)韧带形成,该韧带是从髂前上棘延伸并插入耻骨上支增厚的腹外斜肌腱膜下部。从腹腔镜手术的角度来看,如在腹

腔镜腹股沟疝修补术中,髂耻束形成腹股沟管的底部结构。髂耻束为腱膜带,位于腹股沟韧带后方,连接髂前上棘与 Cooper 韧带。它位于腹横肌下缘的深面,是腹腔镜下修复的重要标志。它的识别是手术的关键,因为分离腹膜下方的无血管平面,可以看到腰大肌以及位于疼痛三角区的股外侧皮神经、生殖股神经的股支和股神经。腹腔镜修补术,解剖结构如图 2.3 所示。Cooper 韧带暴露后,可以辨认出股管。闭孔管正好位于输精管的内侧,可以暴露出来,以确保腹腔镜修补术中的补片覆盖所有潜在的薄弱点。

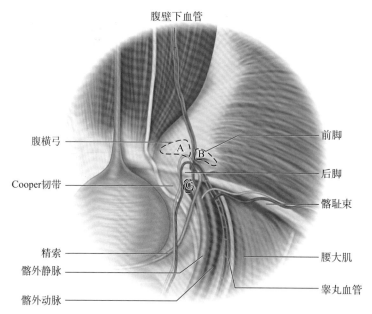

图 2.3　腹腔镜腹股沟解剖,详细描述直疝、斜疝、股疝
A:直疝,B:斜疝,C:股疝。

腹股沟区血管解剖

腹股沟直疝和斜疝的分类取决于腹横筋膜缺损与腹壁下动静脉之间的关系。直疝缺损位于内侧,而斜疝缺损位于腹壁下动脉的外侧。如图 2.4 所示。腹壁下动脉起源于髂外动脉,沿腹壁至半月线,沿腹直肌外侧缘走行,向腹壁供血。

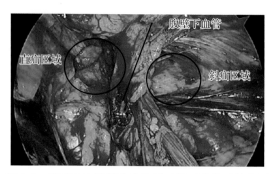

图 2.4　腹壁下血管及直疝和斜疝的手术腹腔镜视图

在开放式修补术中,外科医生还必须注意腹壁浅部血管,其通常出现在腹外斜肌上方的皮下组织分离过程中。腹壁浅动脉于腹股沟管下方约 1cm 处起源于股动脉,为下腹壁的皮肤和皮下组织提供血液供应。

辨认和保护髂外动脉和髂外静脉在腹腔镜修补术中非常重要。因为要便于评估是否有股疝和向后解剖至腰大肌(以便为补片的放置留出足够的空间),因此在分离过程中通常需要骨骼化这些血管。这必须非常小心,以避免小滋养血管撕裂以及直接伤害。如果使用枪钉固定补片,还必须敏锐地察觉到"Doom 三角(危险三角)",如图 2.5 所示。这一区域枪钉固定有很高的血管损伤可能性,应该避免。

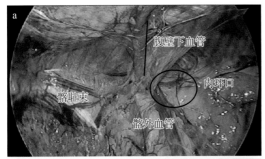

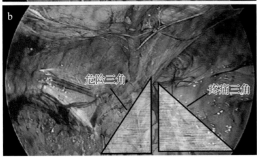

图 2.5　腹腔镜下"疼痛三角"及"危险三角"区域

同样,在开放式手术中,也必须记住髂外血管/股血管紧靠腹股沟管后方。例如,在使用补片的开放式手术中,如果使用大针缝线将补片固定到腹股沟韧带的平台缘,这些血管可能会意外损伤。

在男性中,睾丸动脉是腹主动脉的直接分支,它穿过内环和腹股沟管,如图 2.6 所示,为睾丸提供血流。它伴随输精管,通过精索向睾丸供血。特别是在修补较大腹股沟斜疝时必须小心,避免损伤这些结构。睾丸血管的局部损伤可导致血栓形成,随后继发睾丸缺血。在女性中,这些结构被子宫圆韧带所取代,术中可以牺牲子宫圆韧带而不会导致后遗症。

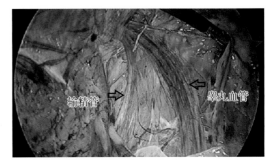

图 2.6　腹腔镜下精索血管和输精管走行

腹股沟区重要神经的解剖

了解腹壁的解剖结构和神经走行对腹股沟的任何手术入路都很重要[4]。这些神经的损伤可导致慢性术后疼痛从而导致先前健康的患者活动能力的损害。疼痛的病因往往是瘢痕组织包裹神经,致神经瘤形成,导致点压痛或神经放射痛。第 14 章和第 15 章阐述了这种疾病的治疗方案。当然,预防是最好的治疗方法。髂腹股沟神经、髂腹下神经、髂腹下神经的生殖支是腹股沟疝和股疝修补术中最常见的神经。

髂腹股沟神经和髂腹下神经起源于腰椎 L_1,在腹外斜肌和腹内斜肌之间穿过,直到髂前上棘内侧和上方的区域穿过腹内斜肌,在腹外斜肌下方走行,汇入腹股沟管内的其他精索结构。这些神经可以共享感觉神经支配,为腹股沟皮肤、阴茎/阴唇底部和同侧大腿内侧上部提供感觉。髂腹股沟神经在补片固定过程中容易受到压迫,因此,外科医生在解剖腹股沟管内容物时必须特别注意分离和保存该神经。髂腹下神经从头侧入精索,该神经有一个正常解剖变异——即仍可在腹内斜肌的纤维内走行。图 2.7 显示了开放式疝修补术中打开腹外斜肌时的髂腹股沟神经走行。

生殖股神经的生殖支,支配阴囊/阴唇外侧的屈肌和皮肤。它是唯——条穿过内环口的神经,并伴随着精索背面的神经血管走行。如果外科解剖需要切开女性子宫圆韧带,通常会牺牲这条神经。重要神经腹腔镜视图如图 2.8所示。

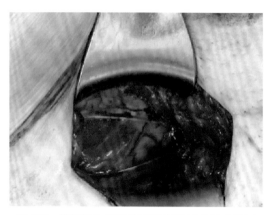

图 2.7　髂腹股沟和髂腹下神经的开放手术视图

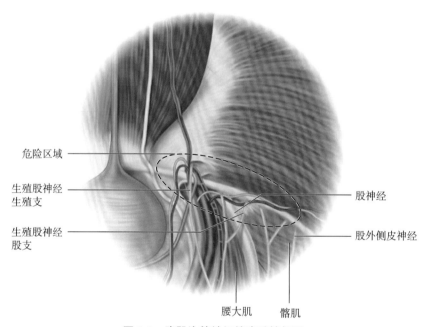

图 2.8　腹股沟管神经的腹腔镜视图

神经包裹卡压尽管发生率相对较低,文献中报道在 1%~5% 之间,但却是腹股沟疝修补术中"患者非常不满意"的并发症。如果神经损伤发生在开放式疝修补术中,最常见损伤的神经是髂腹股沟神经,其次是髂腹下神经。与开放式腹股沟疝修补术相关的损伤常导致腹股沟/阴囊分布区域的感觉异常,如图 2.9 所示。腹腔镜手术由于是后入路解剖,对髂腹股沟和髂腹下神经的损伤风险要低得多。腹腔镜修补术中最常见的损伤神经是生殖股神经。这一区域的感觉异常症状常位于大腿前部。

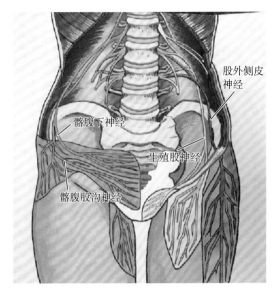

股外侧皮神经

髂腹下神经

生殖股神经

髂腹股沟神经

图 2.9　腹股沟区相关神经分布

总结

　　腹股沟疝修补术是普通外科（有的医院称基本外科）最常见的手术之一。腹股沟的解剖在开放式手术和腹腔镜手术中完全不同。由于腹股沟区相关肌肉、脂肪、神经、血管和精索的复杂性，普通外科医生必须从外科医生选择手术的角度掌握解剖结构。熟悉这种常见手术的解剖结构，对于选择最佳、个体化的术式、降低并发症和复发率非常重要。

（陶子夏　邓先兆　译）

参考文献

1. Nyhus LM. An anatomic reappraisal of the posterior inguinal wall, with special consideration of the iliopubic tract and its relation to groin hernias. Surg Clin North Am. 1960;44:1305.
2. Anson BJ, McVay CB. Inguinal hernia: the anatomy of the region. Surg Gynecol Obstet. 1938;66:186–91.
3. Fitzgibbons RJ Jr, Forse RA. Clinical practice. Groin hernias in adults. N Engl J Med. 2015;372:756–63.
4. Simons MP, Aufenacker T, Bay-Nielsen M, et al. European Hernia Society guidelines on the treatment of inguinal hernia in adult patients. Hernia. 2009;13:343–403.

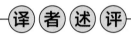

译 者 述 评

　　经过大约 150 年的技术发展，腹股沟疝修补术已经包括了组织修补、无张力修补和腹腔镜微创修补三大类型。这些技术的进步显然与腹股沟区解剖的不断深入研究密切相关，包括肌耻骨孔等结构的认识。

　　当代疝外科医生深入地学习和掌握解剖，这仍是疝外科（解剖性手术）的基础，对于顺利通过疝手术学习曲线，减少复发、疼痛等并发症，缩短手术时间至关重要。特别需要指出：只要熟悉了解剖基础，即使面对复杂疑难疝，也能更好地完成个体化的疝治疗方案。

（樊友本）

第3章
腹股沟疝修补术：选择修补方法

Sepehr Lalezari, Gina L. Adrales

引言

腹股沟疝修补术是最常见的普通外科手术之一，在美国每年约有 77 万例[56]。疝可以描述为腹膜前脂肪和腹腔内容物通过包含它的肌筋膜壁的突出。内脏脂肪或其他内容物从 Fruchaud 肌耻骨孔突出的疝属于腹股沟疝。自古埃及埃伯斯纸草文稿（Ebers Papyrus）首次记载疝修补术以来，疝修补术种类已不胜枚举。三类安全和常用的修补方法是最基本的组织修补、开放式补片修补和内镜补片修补。

1887 年 Bassini 首次描述了行之有效的腹股沟疝组织修补术，因此他被授予"现代腹股沟疝修补术之父"[4]。后人对 Bassini 的原始技术进行了许多改良，其中最突出的是 Halsted 修补术、McVay 修补术和 Shouldice 修补术。Bassini 的方法是疝囊高位结扎，打开提睾肌、腹横筋膜，将腹横肌、腹横筋膜、腹内斜肌三层固定于耻骨结节内侧和腹股沟韧带，从而重建腹股沟管的后壁。Halsted 与 Bassini 一同接受外科训练，他改进了这项技术，在精索深面闭合腹外斜肌腱膜增加了第四层缝合。McVay 扩展了 Bassini 技术，将组织缝合于耻骨梳韧带（Cooper 韧带）进行内侧修补，替代缝合于腹股沟韧带的 Bassini 和 Halsted 修补术。这些概念最终促使 Shouldice 在 1945 年开发出了多层修补术。虽然各种组织修补术的并发症发生率没有显著差异，但是 Shouldice 修补术复发率

最低，故在原发性疝修补术中被广泛应用[2,10]。尽管如此，Shouldice 修补术在美国并不是最常用的修补术，每年仅 55 000 例。这种修补方法技术要求高，需要熟练掌握操作技术才能达到良好效果，疝专科中心做 Shouldice 修补术后复发率为 0.6%~1.4%，而非专科中心复发率高达 15%[2,7,42,64]。

19 世纪末期提出了使用补片的无张力疝修补概念，但直到 20 世纪中叶才有合适可用的修补材料。Lichtenstein 在 1986 年首次提出"无张力"网片修补[38]，在无张力疝修补术中，可将补片放置在前方、后方或两者结合放置。作为最受欢迎的疝修补术式，Lichtenstein 前入路修补术每年施行 29.5 万例[56]，可能与其可复制性高、复发率低、易于教学和学习曲线短有关。其他主流的前入路补片修补术包括网塞-平片修补和 Trabucco 无缝合修补术。1984 年 Stoppa 推广了腹膜前或肌后补片修补术[68]。Gilbert 双层补片系统也可以进行前后间隙联合修补。自 1990 年以来，经腹腔腹膜前疝修补术（transabdominal preperitoneal approach, TAPP）和完全腹膜外疝修补术（totally extraperitoneal approach, TEP）使得腹膜前修补术通过内镜方式实施。

目前还不能证实哪一种腹腔镜技术明显优于其他方法[10]。研究显示，TAPP 和 TEP 两种方法的复发率相似[20,70,75]，在术后疼痛和手术时间等方面也没有统计学差异[20,35,75]。TAPP 的内脏损伤、血清肿和穿刺孔疝高于 TEP[43,75]，

而 TEP 患者的血管损伤率和中转开放率似乎更高[75]。尽管近年来机器人经腹膜前腹股沟疝修补术有所增加，但迄今为止尚无前瞻性的长期对比数据。

本章节探讨了选择适当的修补技术时需要考虑的许多因素，包括复发风险、患者特征（性别、合并症、麻醉耐受性）、疝的因素（双侧性、复发状态、是否到达阴囊、疝的大小）、经济因素、污染水平及程度，另外，外科医生在施行这项手术时的舒适程度和技术水平同样重要。

患者因素

女性

腹股沟斜疝是最常见的疝。股疝在女性中更常见，因此行腹股沟疝修补术时检查是否存在股疝很有必要。虽然女性腹股沟疝最常见的病因是腹股沟斜疝，但股疝也并不少见。漏诊的股疝在初次腹股沟修补术后可表现为疝"复发"。事实上，腹股沟疝修补术后发生股疝的发生率是原发性股疝的 15 倍[45]。有 41.5% 的女性再次手术中发现股疝，而男性仅为 5.4%[5]。此外，女性原发性腹股沟疝修补术后的复发率高于男性[6,8,21]。

根据欧洲疝学会指南，女性患者应考虑采用内镜手术以便更直观地看到全部肌耻骨孔[46,63]。经腹腔入路可在女性长期骨盆疼痛的情况下协助排除妇科隐匿性疾病。女性盆底功能障碍（如膀胱脱垂）与腹股沟疝的发生存在关联。腹腔镜经腹腔入路可全面检查双侧腹股沟、股管和闭孔区。有一点很重要就是女性患者嵌顿的发生率高，而女性无症状腹股沟疝尚缺乏密切观察（watchful waiting）的研究数据。虽然目前还不清楚女性腹股沟疝修补术对盆腔粘连和不孕的影响，但对于有生育需求的育龄女性来说，术前需要和患者进行充分的讨论和告知。除非有必要进行盆腔诊断性腹腔镜检查，否则完全腹膜外入路可能是这类患者的首选。

男性

对于男性患者而言，任何一种手术方式均无明显优势。如果前列腺特异性抗原水平升高或有明显的前列腺癌家族史，应和患者讨论腹腔镜腹股沟疝修补术后腹膜前粘连的发生以及对前列腺切除术的潜在不利影响。据报道，腹膜前疝修补术后的致密粘连可导致腹腔镜或机器人前列腺切除术中转为开放式手术[12,13,29]。最令人担忧的是，内镜疝修补术可能导致以后的根治性前列腺手术淋巴结取样不足[16,22,67]。虽然这要和患者交流清楚，但内镜疝修补术后仍然能够进行安全的前列腺根治性切除术和淋巴结清扫术。因此仅考虑未来前列腺切除术的可能，不应该针对现有的疝问题限制内镜下补片修补术。

另外，在合并腹股沟疝和前列腺癌的情况下，在前列腺根治术时通过腹腔镜或机器人入路修补腹股沟疝是安全的。15% 的患者在根治性前列腺切除术后出现腹股沟疝，Nieson 和 Walsh 证实有 33% 的患者在根治性前列腺切除术后存在腹股沟疝[49]。

麻醉因素

评估患者是否适合全身麻醉非常重要。开放式手术可在全身麻醉、局部神经阻滞或区域（脊髓或硬膜外）麻醉下进行。局部麻醉可降低择期和急诊手术的死亡率[50,63]。内镜手术通常在全身麻醉下进行，也有采用硬膜外麻醉行 TEP 手术的报道[33]。

根据欧洲疝学会指南，原发性、可复性的单侧腹股沟疝的开放式修补最好在局部麻醉下完成[46,63]。指南指出，可采用全身麻醉和局部麻醉相结合的替代方案。此外，欧洲疝学会不建议使用脊髓麻醉和 / 或长效麻醉药。区域麻醉会增加发生尿潴留，从而延长术后恢复时间[26,53,63]。

局部麻醉可减轻术后疼痛，加快出院速度，降低手术费用，并减少泌尿系并发症[16,26]。虽然对于有严重心肺疾病且可能无法耐受全身麻醉的老年患者适用，但也有其局限性。具体而言，局部麻醉联合镇静可能不适用于年轻患者或病态肥胖、焦虑、大阴囊疝或疑似嵌顿或绞窄的患者。

经济因素

腹股沟疝修补术的经济影响包括手术和材料花费以及社会经济负担。与微创手术相比，开放式腹股沟疝修补术的材料成本更低。VA（美国退伍军人管理局，译者注）合作研究显示腹腔镜手术的成本高于开放式手术，而术后医疗费用相似[47]。此外，无论是最基本的组织修补还是补片修补，局部麻醉较区域麻醉或全身麻醉都可降低开放手术的成本，这一点在两项随机对照试验中已被证实[52,66]。

随着时间的推移，还有其他一些经济方面的因素可能对患者、医院、医疗费用支付者和社会都很重要。从社会经济学角度来看，内镜治疗后较早返回工作岗位可减轻成本负担。此外，按照每质量调整生命年（quality of adjusted life years，QALY）增量成本计算，腹腔镜修复更具成本效益，且长期复发风险没有显著差异[20,46]。

近年来，机器人腹股沟疝修复技术日益突出。即使不包括购买机器人的成本，机器人腹股沟疝修复的成本也明显高于腹腔镜修复。随着时间的流逝，机器人修复的成本可能会随着手术时间的缩短而降低，因为机器人修复的时间越长，成本就越高[23]。即使对于开放式腹股沟疝修补术，医生的经验和手术量也是降低成本的重要因素。纽约州进行一项 15.5 万余名患者的临床研究，结果显示每年手术量 <25 例的医生有更高的再手术率，手术时间长，下游成本高[3]。其他中心也注意到机器人修补术后恢复时间缩短的效果，弥补了机器人手术时间长的不足[74]。

伤口分类

腹股沟疝修补术被认为是清洁手术，感染风险低，除非患者免疫功能低下或感染风险高于正常水平，否则术前一般不推荐使用抗生素。然而，根据医院指南和计划植入永久性补片，许多外科医生和医院仍然进行抗生素预防。在清洁手术中，外科医生可以自由地选择腹股沟疝修补方案。外科原则规定，由于感染风险较高，应避免在污染区域行补片修补，但现代研究表明，这种风险比预期要低[11]。有报道称，在污染区域使用轻量聚丙烯网修补，感染发生率较低[11]。一些关于轻量补片修补腹壁疝的研究表明，采用引流和抗生素治疗可成功保留补片[1,72]，这种方法虽然有一定可行性，但还是要谨慎。鉴于非补片修补腹股沟疝比修补复杂的、污染的腹壁切口疝的成功经验更为丰富，必须通盘考虑患者的风险 - 收益。此外，尽管有报道表明在污染区域使用生物补片感染率不高，但与生物补片修补相比，组织缝合修补成本更低、研究更充分，常被推荐用于污染区域的修补[9]。

疝的因素

复发性疝

据估算，复发疝修补术占腹股沟疝修补术的 15%[8,51,55,58,62]。与腹壁疝修补术类似，疝复发的风险随着修补次数而增加。对于复发疝，尽管术前存在一些挑战，但必须进行有效的修补。复发疝的推荐治疗方法取决于最初的疝修补术。欧洲疝指南建议复发性疝修补应以不同于初次疝修补的方式进行[63]。在原发疝 Lichtenstein 修补术后，内镜手术在疝复发、疼痛、伤口并发症和恢复方面有明显的益处[28,31,59,63]。特别是，与前入路修补相比，腹腔镜手术降低了 Lichtenstein 修补术后的内侧复发的风险[48]。

相比之下，腹腔镜后入路修补后再行前入路补片修补并未得到强有力的推荐。有很多关于腹腔镜腹股沟疝修补失败后再行腹腔镜修补的报道，越来越多的证据表明腹腔镜修补的优点在复发性疝中同样适用，如与开放式修补相比,其慢性疼痛和致残率更低[39,59,62,73]。腹腔镜下经腹腔入路是确定复发和腹股沟疼痛来源的有效诊断措施。

多次复发疝

关于多次复发性腹股沟疝,文献很少给出建议。应避免在同一手术部位手术,但并非总是可行。复发性腹股沟疝的再次手术常常涉及先前补片修补边缘的间隙疝,因此需要更大的手术视野以保证足够的补片覆盖。可以通过经腹腔途径暴露和分离,放置一个大的腹膜前或腹腔内补片来完成。事实上,丹麦疝数据库进行的为期 8 年的分析支持对 Lichtenstein 修补术后复发性腹股沟疝行腹腔镜手术,其复发率仅为 1.3%,而再行 Lichtenstein 修补术的复发率为 11.3%[8]。

双侧疝

双侧腹股沟疝应采用腹腔镜修补。多项研

究表明,内镜手术较开放式手术术后疼痛轻、恢复快,两者复发率差异微乎其微[40,61]。尽管腹腔镜手术费用可能更高,但将成本与质量调整生命年考虑时,这一成本可被忽略[44]。对于双侧疝来说尤其如此,与开放性前入路修补相比,腹腔镜手术时间和术后恢复期缩短。

阴囊疝和嵌顿疝

阴囊疝和嵌顿性腹股沟疝极具挑战性(图3.1)。可能需要采用混合入路来回纳疝内容物、检查嵌顿的肠管并重建腹股沟底。腹腔镜腹股沟阴囊疝修补术较开放式修补术最常见的并发症是血清肿和血肿[37]。为减少血肿的形成,应用电凝仔细止血[15]。此外,远端疝囊结扎并固定到腹股沟后壁可以降低血清肿的发生率[14]。有报道 TEP 和 TAPP 均可安全地修补阴囊疝[14,17,18,37,60,65]。可以在斜疝的外侧或直疝的内侧延长切口[9]。国际内镜疝学会建议,修补阴囊疝时应使用非轻量补片并覆盖缺损周边,从而减少补片膨出和疝复发的风险。

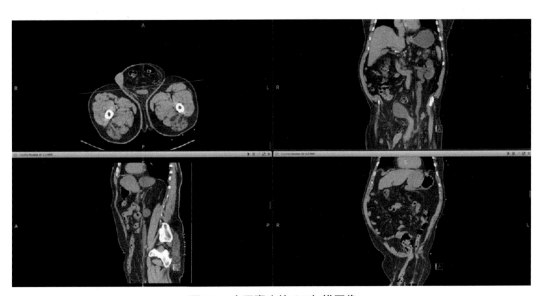

图 3.1　大阴囊疝的 CT 扫描图像

Lichtenstein 前入路和微创入路修补术均可用于治疗绞窄疝。在处理绞窄疝时,TAPP 可能优于 TEP。多项研究证明 TAPP 和 TEP 用于

绞窄疝修补术的可行性和安全性[17,25,34,36,41,60]。TAPP 的优势在于能够在腹腔镜下直接地观察肠管,并轻松检查小肠全长。可以通过全腹腔

镜[54]或小切口行肠或大网膜切除术。

　　虽然开放式前入路补片修补术更简单合理,但作者更倾向于采用腹腔镜或机器人经腹腔入路来治疗大阴囊疝或嵌顿疝。该技术既可使腹膜内和腹膜前可视化,又可对两个解剖空间的疝内容物和疝囊进行操作(图 3.2)。另外,对于麻醉并发症风险较高的患者,可行开放性前入路补片修补并放置引流管。

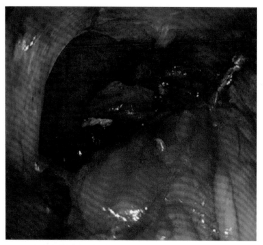

图 3.2   腹腔镜经腹腔腹膜前修补阴囊疝。复位疝内容物中的小肠和大网膜

巨大阴囊疝

　　巨大阴囊疝延伸到大腿内侧中点以下[24]。这些大的阴囊疝可能包含各种意想不到的脏器。有报道胃可以疝入阴囊变成巨大阴囊疝[32]。因此,应谨慎处理这些疝。在处理这些疝时,最重要的考虑之一是腹腔容量丧失可能使疝内容物的回纳具有挑战性,并使患者有发生腹腔间隔室综合征的危险[57]。有些方法可以处理这一情况,如渐进性气腹、内脏减容、膈神经切除、腹壁组织结构分离、旋转皮瓣和组织扩张器等[27,69]。

　　由于巨大疝常伴有明显的腹壁强度减弱,因此可能需要行开放式或微创腹壁重建术,即腹壁组织结构分离,采用补片或皮瓣加固。建议放置引流并处理多余的皮肤,可行一期或延期阴囊成形术。有研究表明,当考虑到呼吸功

能不全和腹腔间隔室综合征时,使用阴囊皮肤作为旋转皮瓣和延期阴囊成形术是有效的辅助手段[19,69]。

外科医生因素

外科医生的偏好

　　选择修补方法的一个重要因素是外科医生的偏好。这种偏好往往反映了外科住院医师培训的经历,使其更擅长操作某种腹股沟疝修补术或补片。其他因素可能包括费用、患者数量和设备限制。很显然,在腹股沟疝修补方法的选择决策中,外科医生的偏好与其经验相结合起着至关重要的作用。但是,这会影响到推荐指南的应用,例如,内镜修补术虽有充分证据支持其使用的领域(如双侧腹股沟疝或前入路修补术后复发性疝),但是应用率仍较低。在疝指南非常发达的欧洲和北美洲都证实了这一现象[30,71]。

经验水平

　　研究表明,随着外科经验的增加,并发症发生率降低。其中外科医生引用最多的关于腹股沟疝修补经验的研究是 2004 年发表的 VA 合作研究[47]。在此研究中,腹腔镜和开放式手术的复发率分别为 10.1% 和 4.1%。该研究有一些不足,只包括 25 例开放式手术患者和 25 例腹腔镜手术患者。但是,做过 250 例以上腹腔镜手术的外科医生,腹腔镜和开放式手术的复发率相似,分别为 5.1% 和 4.1%[70]。学习曲线无疑是修补方法选择和手术效果的一个影响因素[76]。与 TAPP 相比,经验对 TEP 的并发症发生率和手术时间的影响更大。值得注意的是,经验丰富的外科医生(30~100 次手术)和新手(<20 次手术)的 TAPP 手术时间分别为 70、95 分钟[75],均比 TEP 短。为了缩短学习曲线,新手外科医生需要进行腹腔镜修补术的确切次数尚不清楚,但 Wake 等人的 Cochrane 综述表明需要进行 30~100 例手术[75]。

总结

对于原发性或复发性腹股沟疝，选择适当的修补方法有许多需要考虑的因素。患者情况和疝病理因素在决定中起着核心作用（图 3.3）。最后，外科医生的手术经验和舒适程度将引导手术治疗。现代新兴的机器人疝修补术和腹腔镜腹膜外入路治疗复杂腹股沟疝的频率越来越高。通过随机对照试验和高质量数据分析可以指导腹股沟疝修补技术的应用。全面的疝外科医生应具备多种技术，包括最基本的组织修补、开放式和微创补片修补，并应遵循循证医学原则和以患者为中心，有效地应用这些技术。

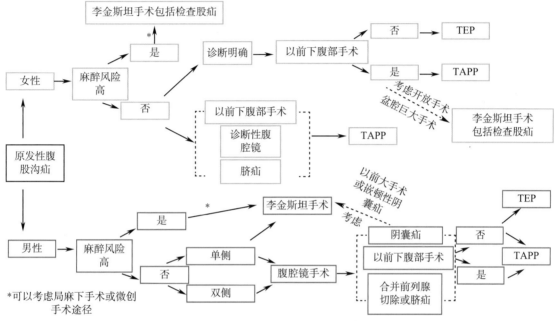

图 3.3　处理原发性腹股沟疝的流程图。作者对男性和女性非复发性腹股沟疝的治疗思路。外科医生的经验将影响该选择，特别是对于有下腹部手术史的患者和阴囊疝患者。对于有盆腔手术史的滑动疝患者，机器人经腹腔疝修补术、机器人或腹腔镜视野增强腹膜外疝修补术是传统腹腔镜疝修补术的替代方案

（李俊生　译）

参考文献

1. Aguilar B, Chapital AB, Madura JA 2nd, Harold KL. Conservative management of mesh-site infection in hernia repair. J Laparoendosc Adv Surg Tech A. 2010;20(3):249–52.
2. Amato B, Moja L, Panico S, Persico G, Rispoli C, Rocco N, et al. Shouldice technique versus other open techniques for inguinal hernia repair. Cochrane Database Syst Rev. 2012;4:CD001543.
3. Aquina CT, Probst CP, Kelly KN, Iannuzzi JC, Noyes K, Fleming FJ, et al. The pitfalls of inguinal herniorrhaphy: surgeon volume matters. Surgery. 2015;158(3):736–46.
4. Awad SS, Fagan SP. Current approaches to inguinal hernia repair. Am J Surg. 2004;188(6, Suppl 1):9–16.
5. Bay-Nielsen M, Kehlet H. Inguinal herniorrhaphy in women. Hernia. 2006;10(1):30–3.
6. BayNielsen M, Kehlet H, Strand L, Malmstrøm J, Andersen FH, Wara P, et al. Quality assessment of 26 304 herniorrhaphies in Denmark: a prospective nationwide study. Lancet. 2001;358(9288):1124–8.
7. Beets GL, Oosterhuis KJ, Go PM, Baeten CG, Kootstra G. Long-term follow-up (12–15 years) of a randomized controlled trial comparing Bassini-Stetten, Shouldice, and high ligation with narrowing of the internal ring for primary inguinal hernia repair. J Am Coll Surg. 1997;185:352–7.
8. Bisgaard T, BayNielsen M, Kehlet H. Rerecurrence after operation for recurrent inguinal hernia. A

Nationwide 8-year follow-up study on the role of type of repair. Ann Surg. 2008;247(4):707–11.

9. Bittner R, Arregui ME, Bisgaard T, Dudai M, Ferzli GS, Fitzgibbons RJ, et al. Guidelines for laparoscopic (TAPP) and endoscopic (TEP) treatment of inguinal hernia [International Endohernia Society (IEHS)]. Surg Endosc. 2011;25(9):2773–843.

10. Bittner R, Schwarz J. Inguinal hernia repair: current surgical techniques. Langenbeck's Arch Surg. 2012;397(2):271–82. https://doi.org/10.1007/s00423-011-0875-7. Epub 2011 Nov 25.

11. Carbonell AM, Cobb WS. Safety of prosthetic mesh hernia repair in contaminated fields. Surg Clin North Am. 2013;93(5):1227–39.

12. Cook H, Afzal N, Cornaby AJ. Laparoscopic hernia repairs may make subsequent radical retropubic prostatectomy more hazardous. BJU Int. 2003;91:729.

13. Cooperberg MR, Downs TM, Carroll PR. Radical retropubic prostatectomy frustrated by prior laparoscopic mesh herniorrhaphy. Surgery. 2004;135:452–4.

14. Daes J. Endoscopic repair of large inguinoscrotal hernias: management of the distal sac to avoid seroma formation. Hernia. 2014;18(1):119–22.

15. Deeba S, Purkayastha S, Paraskevas P, Athanasiou T, Darzi A, Zacharakis E. Laparoscopic approach to incarcerated and strangulated inguinal hernias. JSLS. 2009;13(3):327–31.

16. Do HM, Turner K, Dietel A, Wedderburn A, Liatsikos E, Stolzenburg JU. Previous laparoscopic inguinal hernia repair does not adversely affect the functional or oncological outcomes of endoscopic extraperitoneal radical prostatectomy. Urology. 2011;77:963–7.

17. Ferzli G, Shapiro K, Chaudry G, Patel S. Laparoscopic extraperitoneal approach to acutely incarcerated inguinal hernia. Surg Endosc. 2004;18(2):228–31.

18. Ferzli GS, Kiel T. The role of the endoscopic extraperitoneal approach in large inguinal scrotal hernias. Surg Endosc. 1997;11(3):299–302.

19. Gaedcke J, Schaler P, Brinker J, Quintel M, Ghadimi M. Emergency repair of Giant inguinoscrotal hernia in a septic patient. J Gastrointest Surg. 2013;17:837.

20. Gong K, Zhang N, Lu Y, Zhu B, Zhang Z, Du D, et al. Comparison of the open tensionfree meshplug, transabdominal preperitoneal (TAPP), and totally extraperitoneal (TEP) laparoscopic techniques for primary unilateral inguinal hernia repair: a prospective randomized controlled trial. Surg Endosc. 2011;25(1):234–9.

21. Haapaniemi S, Gunnarsson U, Nordin P, Nilsson E. Reoperation after recurrent groin hernia repair. Ann Surg. 2001;234(1):122–6.

22. Haifler M, Benjamin B, Ghinea R, Avital S. The impact of previous laparoscopic inguinal hernia repair on radical prostatectomy. J Endourol. 2012;26(11):1458–62.

23. Higgins RM, Frelich MJ, Bosler ME, Gould JC. Cost analysis of robotic versus laparoscopic general surgery procedures. Surg Endosc. 2017;31(1):185–92.

24. Hodgkinson DJ, McIlrath DC. Scrotal reconstruction for giant inguinal hernias. Surg Clin North Am. 1984;64(2):307–13.

25. Ishihara T, Kubota K, Eda N, Ishibashi S, Haraguchi Y. Laparoscopic approach to incarcerated inguinal hernia. Surg Endosc. 1996;10:1111–3.

26. Jensen P, Mikkelsen T, Kehlet H. Postherniorrhaphy urinary retention--effect of local, regional, and general anesthesia: a review. Reg Anesth Pain Med. 2002;27(6):612–7.

27. Karthikeyan VS, Sistla SC, Ram D, Ali SM, Rajkumar N. Giant inguinoscrotal hernia—report of a rare case with literature review. Int Surg. 2014;99(5):560–4.

28. Karthikesalingam A, Markar SR, Holt PJ, Praseedom RK. Meta-analysis of randomized controlled trials comparing laparoscopic with open mesh repair of recurrent inguinal hernia. Br J Surg. 2010;97(1):4–11.

29. Katz EE, Patel RV, Sokoloff MH, Vargish T, Brendler CB. Bilateral inguinal hernia repair can complicate subsequent radical retropubic prostatectomy. J Urol. 2002;167:637–8.

30. Köckerling F, Bittner R, Kuthe A, Stechemesser B, Lorenz R, Koch A, et al. Laparo-endoscopic versus open recurrent inguinal hernia repair: should we follow the guidelines? Surg Endosc. 2017;31(8):3168–85.

31. Köckerling F, Koch A, Lorenz R, Reinpold W, Hukauf M, Schug-Pass C. Open repair of primary versus recurrent male unilateral inguinal hernias: perioperative complications and 1-year follow-up. World J Surg. 2016;40:813–25.

32. Lajevardi S, Gundara J, Collins S, Samra JS. Acute gastric rupture in a Giant inguinoscrotal hernia. J Gastrointest Surg. 2015;19(12):2283.

33. Lal P, Philips P, Saxena KN, Kajla RK, Chander J, Ramteke VK. Laparoscopic total extraperitoneal (TEP) inguinal hernia repair under epidural anesthesia: a detailed evaluation. Surg Endosc. 2007;21(4):595–601.

34. Legnani GL, Rasini M, Pastori S, Sarli D. Laparoscopic transperitoneal hernioplasty (TAPP) for the acute management of strangulated inguino-crural hernias: a report of nine cases. Hernia. 2008;12(2):185–8.

35. Leibl BJ, Jager C, Kraft B, Kraft K, Schwarz J, Ulrich M, et al. Laparoscopic hernia repair--TAPP or/and TEP? Langenbeck's Arch Surg. 2005;390(2):77–8.

36. Leibl BJ, Schmedt CG, Kraft K, Kraft B, Bittner R. Laparoscopic transperitoneal hernia repair of incarcerated hernias: is it feasible? Results of a prospective study. Surg Endosc. 2001;15(10):1179–83.

37. Leibl BJ, Schmedt CG, Kraft K, Ulrich M, Bittner R. Scrotal hernias: a contraindication for an endoscopic procedure? Results of a singleinstitution experience in transabdominal preperitoneal repair. Surg Endosc. 2000;14(3):289–92.

38. Lichtenstein IL, Shulman SA. Ambulatory outpatient hernia surgery. Including a new concept, introducing tensionfree repair. Int Surg. 1986;71(1):1–4.

39. Lo Menzo E, Spector SA, Iglesias A, Martinez JM, Huaco J, DeGennaro V, et al. Management of recur-

rent inguinal hernias after total extraperitoneal (TEP) Herniorrhaphies. J Laparoendosc Adv Surg Tech A. 2009;19(4):475–8.

40. Mahon D, Decadt B, Rhodes M. Prospective randomized trial of laparoscopic (transabdominal preperitoneal) vs open (mesh) repair for bilateral and recurrent inguinal hernia. Surg Endosc. 2003;17(9):1386–90.

41. Mainik F, Flade-Kuthe R, Kuthe A. Total extraperitoneal endoscopic hernioplasty (TEP) in the treatment of incarcerated and irreponible inguinal and femoral hernias. Zentralbl Chir. 2005;130:550–3.

42. Malik A, Bell CM, Stukel TA, Urbach DR. Recurrence of inguinal hernias repaired in a large hernia surgical specialty hospital and general hospitals in Ontario, Canada. Can J Surg. 2016;59(1):19.

43. McCormack K, Wake BL, Fraser C, Vale L, Perez J, Grant A. Transabdominal preperitoneal (TAPP) versus totally extraperitoneal (TEP) laparoscopic techniques for inguinal hernia repair: a systematic review. Hernia. 2005a;9(2):109–14.

44. McCormack K, Wake B, Perez J, Fraser C, Cook J, McIntosh E, et al. Laparoscopic surgery for inguinal hernia repair: systematic review of effectiveness and economic evaluation. Health Technol Assess. 2005b;9(14):1. 203, iii–iv.

45. Mikkelsen T, BayNielsen M, Kehlet H. Risk of femoral hernia after inguinal herniorrhaphy. Br J Surg. 2002;89(4):486–8.

46. Miserez M, Peeters E, Aufenacker T, Bouillot JL, Campanelli G, Conze J, et al. Update with level 1 studies of the European hernia society guidelines on the treatment of inguinal hernia in adult patients. Hernia. 2014 Apr;18(2):151–63.

47. Neumayer L, GiobbieHurder A, Jonasson O, Fitzgibbons R, Dunlop D, Gibbs J, et al. Open mesh versus laparoscopic mesh repair of inguinal hernia. N Engl J Med. 2004;350(18):1819–27.

48. Öberg S, Andresen K, Rosenberg J. Surgical approach for recurrent inguinal hernias: a Nationwide cohort study. Hernia. 2016;20(6):777–82.

49. Nielsen ME, Walsh PC. Systematic detection and repair of subclinical inguinal hernias at radical retropubic prostatectomy. Urology. 2005;66(5):1034–7.

50. Nilsson H, Stylianidis G, Haapamäki M, Nilsson E, Nordin P. Mortality after groin hernia surgery. Ann Surg. 2007;245:656–60.

51. Nordin P, Haapaniemi S, van der Linden W, et al. Choice of anesthesia and risk of reoperation for recurrence in groin hernia repair. Ann Surg. 2004;240(1):187–92.

52. Nordin P, Zetterström H, Gunnarsson U, Nilsson E. Local, regional, or general anaesthesia in groin hernia repair: multicentre randomised trial. Lancet. 2003;362:853–8.

53. Nordin P, Zetterström H, Carlsson P, Nilsson E. Cost-effectiveness analysis of local, regional and general anaesthesia for inguinal hernia repair using data from a randomized clinical trial. Br J Surg. 2007;94:500–5.

54. Rebuffat C, Galli A, Scalambra MS, Balsamo F. Laparoscopic repair of strangulated hernias. Surg Endosc. 2006;20:13113–4.

55. Rosenberg J, Bisgaard T, Kehlet H, Wara P, Asmussen T, Juul P, et al. Danish hernia database recommendations for the management of inguinal and femoral hernia in adults. Dan Med Bull. 2011;58(2):C4243.

56. Rutkow IM. Demographic and socioeconomic aspects of hernia repair in the United States in 2003. Surg Clin North Am. 2003;83(5):1045–51.

57. Saadi AS, Wadan AH, Hamerna S. Approach to a giant inguinoscrotal hernia. Hernia. 2005;9:277.

58. Saber A, Ellabban GM, Gad M, Elsayem K. Open preperitoneal versus anterior approach for recurrent inguinal hernia: a randomized study. BMC Surg. 2012;12:22.

59. Saber A, Hokkam EN, Ellabban GM. Laparoscopic transabdominal preperitoneal approach for recurrent inguinal hernia: a randomized trial. J Minim Access Surg. 2015;11(2):123–8.

60. Saggar VR, Sarangi R. Endoscopic totally extraperitoneal repair of incarcerated inguinal hernia. Hernia. 2005;9(2):120–4.

61. Sarli LM, Iusco DRM, Sansebastiano GM, Costi RM. Simultaneous repair of bilateral inguinal hernias: a prospective, randomized study of open, tensionfree versus laparoscopic approach. Surg Laparosc Endosc Percutan Tech. 2001;11(4):262–7.

62. Sevonius D, Montgomery A, Smedberg S, Sandblom G. Chronic groin pain, discomfort and physical disability after recurrent groin hernia repair: impact of anterior and posterior mesh repair. Hernia. 2016;20(1):43–53.

63. Simons MP, Aufenacker T, Bay-Nielsen M, Bouillot JL, Campanelli G, Conze J, et al. European Hernia Society guidelines on the treatment of inguinal hernia in adult patients. Hernia. 2009;13(4):343–403. https://doi.org/10.1007/s00423-011-0875-7. Epub 2009 Jul 28.

64. Simons MP, Kleijnen J, van Geldere D, Hoitsma HFW, Obertop H. Role of the Shouldice technique in inguinal hernia repair: a systematic review of controlled trials and a metaanalysis. Br J Surg. 1996;83(6):734–8.

65. Siow SL, Mahendran HA, Hardin M, Chea CH, Nik Azim NA. Laparoscopic transabdominal approach and its modified technique for incarcerated scrotal hernias. Asian J Surg. 2013;36(2):64–8.

66. Song D, Greilich NB, White PF, Watcha MF, Tongier WK. Recovery profiles and costs of anesthesia for outpatient unilateral inguinal herniorrhaphy. Anesth Analg. 2000;91:876–81.

67. Spernat D, Sofield D, Moon D, Louie-Johnsun M, Woo H. Implications of laparoscopic inguinal hernia repair on open, laparoscopic, and robotic radical prostatectomy. Prostate Int. 2014;2(1):8–11.

68. Stoppa RE, Rives JL, Warlaumont CR, Palot JP, Verhaeghe PJ, Delattre JF. The use of Dacron in the repair of hernias of the groin. Surg Clin North Am. 1984;64(2):269–85.

69. Tahir M, Ahmed FU, Seenu V. Giant inguinoscrotal hernia: case report and management principles. Int J Surg. 2016;6(6):495–7.

70. Takata MC, Duh Q. Laparoscopic inguinal hernia repair. Surg Clin North Am. 2008;88(1):157–78.

71. Trevisonno M, Kaneva P, Watanabe Y, Fried GM, Feldman LS, Andalib A, et al. Current practices of laparoscopic inguinal hernia repair: a population-based analysis. Hernia. 2015;19(5):725–33.

72. Trunzo JA, Ponsky JL, Jin J, Williams CP, Rosen MJ. A novel approach for salvaging infected prosthetic mesh after ventral hernia repair. Hernia. 2009;13(5):545–9.

73. van den Heuvel B, Dwars BJ. Repeated laparoscopic treatment of recurrent inguinal hernias after previous posterior repair. Surg Endosc. 2013;27(3):795–800.

74. Waite KE, Herman MA, Doyle PJ. Comparison of robotic versus laparoscopic transabdominal preperitoneal (TAPP) inguinal hernia repair. J Robot Surg. 2016;10(3):239–44.

75. Wake BL, McCormack K, Fraser C, Vale L, Perez J, Grant A. Transabdominal preperitoneal (TAPP) vs totally extraperitoneal (TEP) laparoscopic techniques for inguinal hernia repair. Cochrane Database Syst Rev. 2005;25(1):CD004703.

76. Wright D, O'Dwyer PJ. The learning curve for laparoscopic hernia repair. Surg Innov. 1998;5(4):227–3.

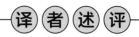

译 者 述 评

　　腹股沟疝的手术方法很多，包括各种各样的开放式手术和腹腔镜手术（TAPP、TEP），以及机器人腹股沟疝修补术。随着无张力疝修补术的推广，无张力手术在各级医院获得了广泛的应用，比如 Lichtenstein 修补术、mesh-plug 修补术和开放式腹膜前修补术等，国际指南推荐的手术方式是三种，即开放式的 Lichtenstein 修补术、使用腹腔镜的 TAPP 和 TEP。虽然腹腔镜手术和开放式手术比较，具有一定的优势，但是需要以技术可及性作为前提，才能收到良好的手术效果。因此，在内镜技术不成熟的情况下，进行 Lichtenstein 修补术不失为一种安全有效的治疗措施。开放式腹膜前手术对于巨大疝和腹股沟区大范围薄弱的患者有一定的优势，可以充分覆盖整个肌耻骨孔，把腹股沟疝修补术后的复发风险降低。另外，对于女性患者，指南建议采用腹腔镜修补术，一方面是因为股疝在女性中多见，另一方面，也降低了术后复发股疝的发生率。

（李俊生　嵇振岭）

第4章
合理选择疝手术补片：不同材质的优点和缺点

Yuri W. Novitsky, Luis A. Martin-del-Campo

引言

　　复发和术后疼痛是目前腹股沟疝术后最重要的两个并发症。在疝外科手术中应用补片材料，是为了减少筋膜缺损之间的连接张力[1]。与传统的修补方式相比，使用补片修补的腹股沟疝复发率较低[2]。因此，无张力修补术已成为当今腹股沟疝修补的金标准[3]，应被视为常规术式[4]。然而，在疝内容物活性无法判明或者术野可能存在污染的情况下，仍建议利用自身组织缝合关闭缺损[5]。另一方面，植入补片术后可能导致腹股沟疼痛，疼痛现已成为疝修补最重要的并发症[6]，至少10%的患者术后受到影响[7]。

　　近几十年来，修补采用的补片种类不断增加，但外科医生最"理想的"补片材料仍在研究中。因此，外科医生必须根据材料的复杂特性来作出选择，以期为患者提供最好的疝修补方案。本章，我们将概述开放和微创腹股沟疝修补常用的补片。根据作者经验，图4.1展示了选择补片的主要依据。

用于腹股沟疝修补的补片

　　虽然每一张商用补片都被描述了多种特性，但它们最初被分为合成材料或生物材料[8]。

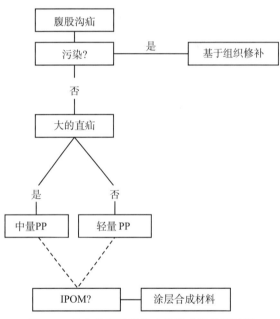

图4.1　笔者选择腹股沟疝修补术补片的过程

合成材料

　　疝手术中最常用的合成材料是针织聚丙烯（polypropylene，PP）或聚酯（polyester，POL）和膨体聚四氟乙烯（expanded polytetrafluoroethylene，ePTFE），合成补片通常以其"重量"和网孔大小为特征[9]。重量命名法是为了比较各种基于PP的补片结构（图4.2），虽然其确切的定义在文献中有所不同，我们选择使用以下指标：超轻量型补片 $<30g/m^2$，轻量型补片在 $30{\sim}40g/m^2$ 之间（图4.2e、f），中量型为 $40{\sim}70g/m^2$（图4.2c、d），重量型为 $>90g/m^2$（图4.2a、b）[10]。另一种降

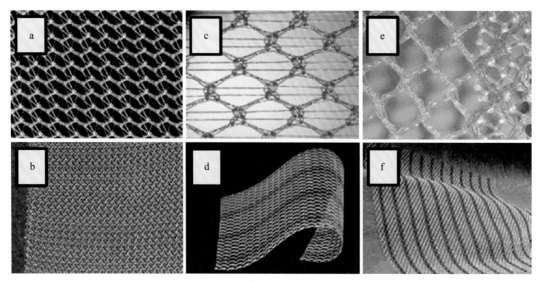

图 4.2　聚丙烯补片的各种结构:重量型(a、b),中量型(c、d),轻 / 超轻量型(e、f)

低补片材料密度的方法是减少纤维数量,从而增加网孔的大小[9]。因此,将补片划分为微孔型 <100μm、中网孔型 600~1 000μm、大网孔型 1 000~2 000μm、超大网孔型 >2 000μm。生物相容性似乎与网孔大小成正比。

每张补片都会引起强烈的宿主炎性反应,它伴随着一系列的级联事件(凝血、炎症、血管生成、上皮化、纤维增生、基质沉积和收缩)发生,从而形成致密结缔组织。即使这可能在补片贴合中起作用,但结缔组织的增加不一定有利于增加修复的强度和持久性,并可能导致腹壁顺应性的降低,与患者不适有关。没有证据表明补片植入引起的炎症反应会显著增加致癌风险。

考虑到要实现补片强度与其引发的炎症反应之间的平衡,补片重量一直是存在争论的话题。与腹壁相比,重量型的聚丙烯补片具有更高的强度(高达 4 倍的拉伸和破裂强度),但可引起强烈的异物反应,而较轻的聚丙烯补片构型和较大的网孔会减少异物反应。轻量型补片的设计是为了减少合成材料的含量及其相关的组织反应,增加瘢痕"网"的形成,而不是厚"板"型的炎症反应[9]。因此,轻量型聚丙烯补片植入体内后收缩较小[11]。

这些改良对腹股沟疝的修补有几个意义。重量型的补片通常会产生更重的腹股沟区疼痛和补片异物感,而超轻型的补片则由于其材料含量减少,复发风险更高。编织的聚酯补片非常柔韧,因此比单纤维丝的聚丙烯补片更容易放置,但通常认为,其生物相容性较差,具有较高的感染率。通过实验研究,我们证明了合成补片中的聚酯会诱发最强烈的炎症反应。当未涂覆的聚酯补片和聚丙烯补片暴露于肠道时,它们都可导致广泛的粘连和瘘管的形成[12]。大网孔的补片由于与组织快速融合,抗感染能力增强。大网孔的聚丙烯补片有时可在感染后挽救保留,而膨体聚四氟乙烯补片几乎总是需要取出。

为了尽量减少纤维化反应和防止粘连,聚丙烯和聚酯补片会被涂上可吸收或不可吸收材料的防粘连涂层,如 ω-3 脂肪酸、聚乳酸、聚二恶烷酮、聚卡普酮、透明质酸、胶原蛋白或钛。通常在手术后的 10~14 天内,这些涂层会一直持续到新腹膜覆盖植入物为止。

生物补片

生物补片通常由来自猪、牛或人类尸体的脱细胞化基质组成。他们理论上应用于被感染的区域[13],但在腹股沟疝中并没有数据支持这一说法。随机对照试验并没有提示生物材料比合成材料在腹股沟疝修补中有更为明显的优势[14,15]，因此它们未被常规使用。

合成补片的适应证选择

聚丙烯补片是腹股沟疝修补术中最常用的补片。与应用聚丙烯补片的传统 Lichtenstein 修补相比，使用聚酯补片在短期随访中明显具有更高的"牵拉"感（34.3% vs 5.7%）[16]，但没有改善补片相关的其他预后。

开放手术选择轻量型补片还是重量型补片？

Meta 分析[17,18]发现，相比重量型聚丙烯补片，使用轻量型聚丙烯补片的慢性疼痛和异物感较轻，但复发率较高。一篇系统综述有类似的发现，虽然轻量型补片组的总体疼痛率较低，但两组重度疼痛发生率没有差异[19]。动物研究表明，使用较轻的补片可以减少输精管梗阻的发生率[20]，因此它在年轻男性患者中优先选用。

考虑到这些优势，指南支持使用轻量型补片治疗大多数开放腹股沟疝。但需要注意的是，对于较大的直疝，重量型补片的作用可能更好[21]。这是因为在使用轻量型补片来修复巨大缺损时，会出现膨出和修补失败。

微创修补术选择轻量型补片还是重量型补片？

两项 meta 分析显示，用于微创腹股沟疝修补术的合成补片的重量并不影响复发率，但两组间慢性疼痛发生率没有差异[22]，或轻量型组的发生率降低[23]。尽管许多作者研究报道了轻量型补片的优势，但最近一项关于 TEP 的随机双盲试验表明轻量型补片组有更高的术后疼痛发生率（2.9% vs 0.7%）和更高的复发率（2.7% vs 0.8%）[24]。尽管疝外科指南没有采纳这种修补术后的相关差异，我们认为在腹腔镜疝修补术中的补片选择也应该是个体化的。从

轻量型补片中获益最多的主要是体瘦、运动能力强的男性、患斜疝或小直疝的女性，以及股疝患者。为了防止疝膨出和复发，我们提倡在较大直疝和复发疝患者中使用中量型补片。

复合补片

在短期和长期随访中，涂层在合成补片中的使用可以减少术后疼痛，但这一差异可能是由于在对照组中使用了重量型聚丙烯，而不一定是因为轻量型合成补片中的涂层。一项系统综述发现，不可吸收的合成补片在减轻疼痛方面没有显著的益处，但强调了与重量型的合成补片相比，轻量型补片在减轻疼痛和异物感方面存在优势[25]。

自固定和预制补片

在疝修补术中，使用缝线固定补片与患者的不良预后，特别是术后疼痛相关。这导致了几种新型的聚丙烯和聚酯补片固定机制的发展，如出现带有微钩的自固定合成补片。无创的补片固定与术后早期疼痛评分降低有关。正如预想的那样，在开放性腹股沟修补术中使用非缝合固定技术通常可以减少手术时间，但不能改善术后慢性疼痛[26,27]。在开放式手术中使用自固定补片并没有改变疝复发率、术后并发症或住院时间。小型对照研究和队列研究已经表明，自固定的补片在 TAPP 和 TEP 中是可行和安全的[28,29]，并强调了相对于其他固定方法的潜在益处，但这还有待更高质量的证据来阐明。

为了在修补过程中适应腹部骨盆轮廓，可以使用预制补片。具有三维结构的产品模仿了腹股沟底的解剖结构，试图覆盖整个肌耻骨孔，并减少或减免固定[30]，理论上这可能是其优势，但迄今为止尚未明确预制补片的临床效益。

腹腔内补片植入术

传统的腹腔镜腹壁疝修补术需要在腹腔

内放置补片,这需要修补时促进一侧(腹膜侧)的组织长入,并阻止另一侧(内脏侧)的粘连形成。以往常使用具有大网孔粗糙表面和微孔表面的双面膨体聚四氟乙烯补片,用于腹腔内补片置入术(intraperitoneal onlay mesh technique,IPOM)修复腹股沟疝,但这种技术现在很少使用。已有经腹腔放置膨体聚四氟乙烯补片和其他合成补片的报道[31,32]。

结论

绝大多数腹股沟疝需要补片加固。补片的选择影响疝手术的临床预后。腹股沟疝修补术补片的使用和选择必须根据疝的特点(是否污染、大小和解剖)、患者因素(年龄、身体状况、体能状况和预期活动)以及外科医生的手术方法和经验来指导。了解商业补片的特点对腹股沟疝患者合理使用补片尤为重要。

（伍波　译）

参考文献

1. Ramshaw B, Grant S. Biology of prosthetics. In: Kingsnorth ALK, editor. Abdominal hernias. London: Springer; 2013.
2. Scott NW, McCormack K, Graham P, Go PM, Ross SJ, Grant AM. Open mesh versus non-mesh for repair of femoral and inguinal hernia. Cochrane Database Syst Rev. 2002;2002:CD002197.
3. Pickett L. Prosthetic choice in open inguinal hernia repair. In: Jacob B, Ramshaw B, editors. The SAGES manual of hernia repair. New York: Springer; 2013. p. 19–26.
4. Rosenberg J, Bisgaard T, Kehlet H, et al. Danish hernia database recommendations for the management of inguinal and femoral hernia in adults. Dan Med Bull. 2011;58:C4243.
5. O'Neill SM, Chen DC, Amid PK In: Novitsky YW, editor. Hernia Surgery: Current Principles. Switzerland: Springer; 2016. p. 437–49.
6. Hernia Repair JM. Now and in the future. In: Campanelli G, editor. Inguinal hernia. Philadelphia: Springer; 2017. p. 37–42.
7. Nguyen DK, Amid PK, Chen DC. Groin pain after inguinal hernia repair. Adv Surg. 2016;50:203–20.
8. Cobb WS, Peindl RM, Zerey M, Carbonell AM, Heniford BT. Mesh terminology 101. Hernia. 2009;13:1–6.
9. Earle DB, Mark LA. Prosthetic material in inguinal hernia repair: how do I choose? Surg Clin North Am. 2008;88:179–201.
10. Coda A, Lamberti R, Martorana S. Classification of prosthetics used in hernia repair based on weight and biomaterial. Hernia. 2012;16:9–20.
11. Silvestre AC, de Mathia GB, Fagundes DJ, Medeiros LR, Rosa MI. Shrinkage evaluation of heavyweight and lightweight polypropylene meshes in inguinal hernia repair: a randomized controlled trial. Hernia. 2011;15:629–34.
12. Orenstein S, Novitsky YW. Synthetic mesh choices for surgical repair. In: Rosen MJ, editor. Atlas of abdomial wall reconstruction: Philadelphia: Elsevier; 2012. p. 322–9.
13. Novitsky YW. Biology of biological meshes used in hernia repair. Surg Clin North Am. 2013;93:1211–5.
14. Bochicchio GV, Jain A, McGonigal K, et al. Biologic vs synthetic inguinal hernia repair: 1-year results of a randomized double-blinded trial. J Am Coll Surg. 2014;218:751–7.
15. Bellows CF, Shadduck P, Helton WS, Martindale R, Stouch BC, Fitzgibbons R. Early report of a randomized comparative clinical trial of Strattice reconstructive tissue matrix to lightweight synthetic mesh in the repair of inguinal hernias. Hernia. 2014;18:221–30.
16. Sadowski B, Rodriguez J, Symmonds R, et al. Comparison of polypropylene versus polyester mesh in the Lichtenstein hernia repair with respect to chronic pain and discomfort. Hernia. 2011;15:643–54.
17. Uzzaman MM, Ratnasingham K, Ashraf N. Meta-analysis of randomized controlled trials comparing lightweight and heavyweight mesh for Lichtenstein inguinal hernia repair. Hernia. 2012;16:505–18.
18. Sajid MS, Leaver C, Baig MK, Sains P. Systematic review and meta-analysis of the use of lightweight versus heavyweight mesh in open inguinal hernia repair. Br J Surg. 2012;99:29–37.
19. Smietanski M, Smietanska IA, Modrzejewski A, Simons MP, Aufenacker TJ. Systematic review and meta-analysis on heavy and lightweight polypropylene mesh in Lichtenstein inguinal hernioplasty. Hernia. 2012;16:519–28.
20. Junge K, Binnebosel M, Rosch R, et al. Influence of mesh materials on the integrity of the vas deferens following Lichtenstein hernioplasty: an experimental model. Hernia. 2008;12:621–6.
21. Miserez M, Peeters E, Aufenacker T, et al. Update with level 1 studies of the European hernia society guidelines on the treatment of inguinal hernia in adult patients. Hernia. 2014;18:151–63.
22. Currie A, Andrew H, Tonsi A, Hurley PR, Taribagil S. Lightweight versus heavyweight mesh in laparoscopic inguinal hernia repair: a meta-analysis. Surg Endosc. 2012;26:2126–33.
23. Sajid MS, Kalra L, Parampalli U, Sains PS, Baig

MK. A systematic review and meta-analysis evaluating the effectiveness of lightweight mesh against heavyweight mesh in influencing the incidence of chronic groin pain following laparoscopic inguinal hernia repair. Am J Surg. 2013;205:726–36.

24. Burgmans JP, Voorbrood CE, Simmermacher RK, et al. Long-term results of a randomized double-blinded prospective trial of a lightweight (Ultrapro) versus a heavyweight mesh (Prolene) in laparoscopic total extraperitoneal inguinal hernia repair (TULP-trial). Ann Surg. 2016;263:862–6.

25. Markar SR, Karthikesalingam A, Alam F, Tang TY, Walsh SR, Sadat U. Partially or completely absorbable versus nonabsorbable mesh repair for inguinal hernia: a systematic review and meta-analysis. Surg Laparosc Endosc Percutan Tech. 2010;20:213–9.

26. Sanders DL, Nienhuijs S, Ziprin P, Miserez M, Gingell-Littlejohn M, Smeds S. Randomized clinical trial comparing self-gripping mesh with suture fixation of lightweight polypropylene mesh in open inguinal hernia repair. Br J Surg. 2014;101:1373–82.

27. Chatzimavroudis G, Papaziogas B, Koutelidakis I, et al. Lichtenstein technique for inguinal hernia repair using polypropylene mesh fixed with sutures vs. self-fixating polypropylene mesh: a prospective randomized comparative study. Hernia. 2014;18:193–8.

28. Fumagalli Romario U, Puccetti F, Elmore U, Massaron S, Rosati R. Self-gripping mesh versus staple fixation in laparoscopic inguinal hernia repair: a prospective comparison. Surg Endosc. 2013;27:1798–802.

29. Bresnahan E, Bates A, Wu A, Reiner M, Jacob B. The use of self-gripping (Progrip) mesh during laparoscopic total extraperitoneal (TEP) inguinal hernia repair: a prospective feasibility and long-term outcomes study. Surg Endosc. 2015;29:2690–6.

30. LeBlanc K. Meshes for inguinal hernia repair. In: Campanelli G, editor. Inguinal hernia surgery: Philadelphia: Springer; 2017. p. 143–9.

31. Tran H, Tran K, Zajkowska M, Lam V, Hawthorne WJ. Single-port onlay mesh repair of recurrent inguinal hernias after failed anterior and laparoscopic repairs. JSLS. 2015;19:e2014 00212.

32. Hyllegaard GM, Friis-Andersen H. Modified laparoscopic intraperitoneal onlay mesh in complicated inguinal hernia surgery. Hernia. 2015;19:433–6.

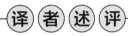

现代疝与腹壁外科的发展与疝材料学的研发和应用密切相关。目前补片从材料学来划分大致可分为人工合成补片、生物补片以及复合补片。人工合成补片根据补片重量及网孔大小又可分为：大网孔轻量型补片、中量型补片以及重量型补片。补片的广泛使用明显降低了复发率，促进了快速康复。但"成也萧何败也萧何"，临床上补片相关不良严重事件时有所闻，仍需高度重视解剖、无菌术、操作基本功。外科医师在进行腹股沟疝修补时必须根据临床实际情况（是否合并污染、疝的种类和大小）、患者年龄及身体状况、外科医师自身的使用经验及术式特点，合理选择补片类型。

（樊友本　邓先兆）

第二部分

开放式手术

第 5 章
腹股沟疝开放式非补片修补术

Bruce Ramshaw, Sherard Chiu

引言

腹股沟疝仍然是全球最常见的外科疾病之一。在人的一生中,约 27% 的男性和 3% 的女性将罹患该病。由于腹股沟疝的高发病率和腹股沟解剖结构的复杂性,已经创造出多种不同修补术式修补腹股沟疝。然而,这些术式的共同目的是通过持久关闭腹股沟区缺损来提高患者的生活质量。在采用现代手术方式后,腹股沟疝修补术后复发率很低,大多数系列报道低于 5%。然而近来,术后慢性疼痛备受关注。从病因来看,慢性疼痛是多因素的,很难用一元论模式去理解。在本章中,我们不仅讨论开放式组织修补及其相关问题,也将讨论慢性腹股沟疼痛和补片相关并发症的复杂问题。这些问题近年来提高了人们对非补片修补术的认识。

腹股沟解剖的复杂性

许多教科书、解剖图谱和出版文献已经描述了腹股沟疝的解剖及用于修补的特定组织修补技术。随着越来越多关于腹股沟修补技术和解剖学的报道,人们已经清楚地认识到腹股沟区是人体最复杂的部位之一。在对腹股沟区慢性肌肉骨骼损伤的描述中,该领域的世界级专家 Bill Meyers 描述了至少 17 种不同的损伤类型(或变异)导致的同一种运动性耻骨痛综合征,这还不包括来自臀部和 / 或脊柱的病因引起

的慢性腹股沟痛。在身体的其他部位,几乎没有哪个部位会比腹股沟区有更多的组织结构整合在一起,其包括了会阴、下肢、小腹等。由于解剖结构的复杂性,可能难以遵循解剖学来阐述本章中所描述的特定组织修补术。我们将尝试根据现有的文献来解释每个描述,并尽量减少使用可能引起争议或很少使用的解剖学术语。通过这些阐述之后,我们将用一段文字来描述开放式组织修补技术的一般原则,使用的是常见的解剖学术语,而不是特定命名的结构,后者会使初学者难以理解这些技术。此外,组织修补技术作为再次手术,或有时作为慢性疼痛手术的一部分,由于之前的手术史,许多专用命名的解剖结构发生了明显的改变而不能识别。

技术

修补腹股沟疝的方法很多,从传统开放式基于组织的修补到腹腔镜补片修补。与大多数其他发达国家一样,美国采用补片修补已成为标准。然而在欠发达国家,组织修补仍是主流术式。组织修补术式类型很多,在慢性疼痛风险方面优于补片修补,但是复发率更高。组织修补术式主要有两类:张力修补术和无张力修补术。这里主要讨论两类中比较流行的术式。

Bassini 术式

Bassini 修补术是通过打开腹股沟管,将所

有腹膜前组织和疝内容物复位到腹腔,然后将联合肌腱缝合到腹股沟韧带上。该修补术中,打开腹横筋膜,也可以将联合肌腱缝合至更深层次的腹横筋膜来代替缝合至腹股沟韧带。必须注意确保在内侧合并所有 3 个解剖层次:腹内斜肌、腹横肌和腹横筋膜。常规使用不可吸收缝线间断缝合加以修补。修补应从内侧开始,确保腹直肌鞘外缘或联合肌腱的边缘缝合到耻骨结节上的筋膜;随后应将联合肌腱缝合至腹股沟韧带。外侧每针缝合应包含较少的腹股沟韧带纤维,以避免损伤股血管。重建的内环大小以使术者的手指或器械的尖端穿过该环口为宜,从而避免卡压精索。为了减少修补张力,可以在腹直肌前鞘上做一个垂直切口,这一"减张切口"将 Bassini 修补术改良为无张力的组织修补术。

Shouldice 术式

Shouldice 是另一种较为常用的组织修补术。从内环内侧至 Cooper 韧带筋膜增厚处打开腹横筋膜,注意不要损伤腹壁下血管。这个切口可以识别腹横肌、腹内斜肌和腹横筋膜。腹横筋膜纵行切开形成内外侧瓣,外侧瓣在 Cooper 韧带上展开,以显露髂耻束。采用不可吸收缝线(传统的不锈钢丝)进行四层修复:第一层将腹横筋膜固定覆盖耻骨结节的筋膜。外侧腹横筋膜横向内侧,接近腹直肌后鞘。内侧腹横筋膜尽可能向外侧移动之后,它继续在后方腹横筋膜上移动,并跨越向外侧移动,直到内环被重建。然后这条缝线被反转并带回内侧,接近腹股沟韧带的三层(腹横筋膜、腹内斜肌和腹横肌)。这将继续缝到第一个缝合线的尾部,这两根缝线再彼此打结在一起。在这里,第一层应该互相层叠,第三层是以类似的方式完成的,从内环开始向内侧延伸,接近腹股沟韧带上方的腹内斜肌和腹横肌后斜肌筋膜。第四层回到内环,通过接近腹内斜肌腱膜和腹横肌来加强第三层,从而重建外环。

McVay 术式

McVay/Cooper's 是一种可用于修补股疝、斜疝和直疝的修补术。打开腹股沟管后壁,显露腹内斜肌、腹横肌腱膜和腹横筋膜。单纯间断缝合将腹内斜肌腱膜、腹横肌腱膜和腹横筋膜缝合至 Cooper 韧带内侧。在外侧,将这三层转向缝合至腹股沟韧带以重建内环。必须小心避免损伤股静脉。这种修复可能会导致张力,因此显露腹直肌鞘,沿其边缘从耻骨结节向头端纵向切开 5~6cm 可以减少修补张力。在缝合修复之前,最好先做这个减张切口。目前,这种修补术主要用于修补股疝。前面讨论的修补术都是张力修复,除非使用腹直肌鞘减张切口。

Desarda 术式

Desarda 修补术可以被认为是一种无张力的组织修补术。斜疝修补时,切除疝囊。如果是直疝,则使用荷包缝合将疝囊翻转入腹腔。从耻骨结节至内环,用可吸收缝合线将腹外斜肌腱膜的上叶连续缝合至腹股沟韧带。内侧前两针穿过腹直肌前鞘,后两针缩小内环。然后,在腹外斜肌腱膜的上方作一个劈开切口。切口从耻骨联合开始,至内环外侧 1~2cm 处。切口上缘用可吸收缝线与腹内斜肌缝合。这就形成了新的腹股沟管后壁。精索置于腹股沟管内,腹外斜肌腱膜的外侧叶用可吸收缝线在精索前方与新形成的腹外斜肌腱膜的内侧叶缝合。

Guarnieri 术式

Guarnieri 技术也被认为是一种无张力的组织修复技术,与其他开放技术类似,打开腹外斜肌,形成两瓣,然后分离腹内斜肌与提睾肌并游离精索。腹内斜肌和腹横肌腱膜之间形成一个平面。掀起腹内斜肌充分显露内环内侧腹横筋膜。包括内环在内,向内侧、头端打开腹横筋膜和腹横腱膜。疝囊游离后可以结扎或推入腹膜前间隙。然后从鞘膜和提睾肌中剥离出精索结构。腹横筋膜的切口向上延伸几厘米至腹直肌鞘。然后将精索结构转位到切开的腹横筋膜的内侧开口。然后缝合创建新的腹股沟内环,并以连续方式横向缝合腹横筋膜,这将封闭原来的腹股沟内环开口。第二层是用同样的缝合线把提睾肌和鞘膜缝合起来。外环将被重建至腹内斜肌和腹直肌鞘的交汇处。然后将腹外斜肌腱膜的一侧边缘在精索后方缝合到腹直肌鞘上。然后再连续缝合将腹外斜肌腱膜的另一边缘在精索前方与腹直肌鞘缝合形成新的外环。在腹直肌鞘外侧边缘作一个松解切口。最后缝合从耻骨开始到新的外环,然后再到髂前上棘与腹外斜肌腱膜的内侧边界并重叠到腹外斜肌腱膜的外侧表面。

一般原则

开放式组织修补术的一般原则包括打开腹外斜肌腱膜,显露精索结构,常用烟卷引流管牵引精索并予以保护,这样更好地暴露更深层次的结构。通过识别外环,从内侧向外侧打开腹外斜肌腱膜。下一步确认疝内容物和疝缺损。斜疝与精索一起穿过内环。疝出内容物中如发现有精索脂肪瘤可将其从精索中剥离出来,疝内容物重新还纳入腹腔。如果是直疝缺陷,腹股沟底会有腹内斜肌、腹横肌和／或腹横肌筋膜层的缺损。直疝缺损很可能与胶原形成不良和／或反复的腹压增加有关,如慢性咳嗽。先天性斜疝也往往与胶原形成不良和／或反复腹压增高有关。然而,任何腹股沟疝的发生通常与多种因素相关联。与直疝相比,单纯组织修补斜疝更有可能修补成功。一些患者既有斜疝也有直疝,通常称为骑跨疝。将疝内容物还纳后就可以修补了,重建腹横筋膜、腹横肌和腹内斜肌以便重建内环及腹股沟管后壁。这可以通过或不通过接近 Cooper 韧带来实现。拉近 Cooper 韧带可以缩小股环间隙。如果是股疝这样做非常有必要。在深层组织重建内环后,

再通过腹外斜肌腱膜重建外环,然后将皮下组织和皮肤重新缝合。可被认为张力降低的组织修补的一般步骤包括松解切口和将一个肌筋膜层分开并缝合靠近于另一个肌筋膜层的修补。根据文献证据,基于组织修补的开放式腹股沟疝修补术大同小异,修补结果更可能依赖于任何一种组织修复的技能和经验,而不是特定的组织修补方式本身。

效果

与开放或腹腔镜补片疝修补术相比,开放腹股沟疝组织修补术具有高复发率、增加短期内疼痛、恢复慢的缺点。但是,这些差异通常非常小,复发率的差异为个位数百分比,恢复时间的差异通常只有几天。事实上,也有大样本疝中心的研究报道其复发率较低,甚至低于腹股沟疝补片修补术,特别是在 Shouldice 诊所。目前面临的挑战是 Shouldice 技术的出色效果通常不能被其他外科医生所复制。腹股沟疝修补术后慢性疼痛越来越受到人们的关注,疝补片被认为是影响腹股沟疝修补术术后慢性疼痛发展和严重程度的一个重要因素。下一节将更加详细讨论此话题。

最近发表在 Cochrane 数据库上的一篇系统综述观察了补片和非补片疝修补术。该综述提示,尽管 Shouldice 修补术复发率比补片修补术高,但比其他非补片修补术都要低。有许多研究证明了补片和非补片修补术之间的等效性和／或优越性,结果的争议说明了这个问题的复杂性。每个个体的局部环境有很多因素将影响各种腹股沟疝修补术的结局。比如,腹股沟疝修补术后的结局与医生的手术经历有关,对于一个经历了成百上千例手术的疝专科医生或执业医生来说,修补效果不同于经历不到 100 例修补手术的外科医生或执业医生。同时,患者的因素也影响修补效果,如果一个外科医生或执业医生在一个地域环境采用严格的标准,如戒烟、控制 BMI 范围和排除疝的其他类型(如阴囊疝),而另一个外科医生或执业医生在

另一个地域环境不采用这些类似的标准，那么即使采取相同的手术修补方式，其结局也不同。

由于这些复杂性以及许多因素不可控制的事实，我们需要在未来采用系统和数据的科学原则并根据特殊人群的具体情况更好地制订腹股沟疝修补方案。在过去的几十年里，前瞻性随机对照试验等这些简单的科学研究方法已经不足以为不同的患者群体提供最好的腹股沟疝修补方案，是时候将系统和数据科学的工具（如持续质量改进和非线性分析）应用于复杂的医疗保健问题（如腹股沟疝）了。对各种已确定的患者亚群，这不仅适用于应用补片和非补片腹股沟疝修补技术，而且适用于密切随访可获得最佳结果的其他患者亚群。

为什么要反思腹股沟疝开放式非补片修补术

过去的 25 年里，在成人开放式手术或腹腔镜手术中，西方世界的大多数外科医生使用补片修补腹股沟疝。这可能有几个原因：一是用补片修补腹股沟疝后患者一般急性疼痛较少和恢复较快；另外，与组织修补术相比，补片修补术更容易学习和实施，因为对补片修补术来说，对解剖结构的详细了解可能不那么重要。然而，随着补片的普及，腹股沟疝修补术后慢性疼痛的问题日益引起人们的关注。虽然术后严重腹股沟痛的发生率较低（低于 5%~10%），但由于每年进行的腹股沟疝修补术的数量导致受影响患者的数量是大的。根据这个百分比和腹股沟疝修补术的数量，仅在美国就至少有成千上万的人遭受术后疼痛这一并发症的折磨。

主要是通过一些原告律师发的广告，让公众了解到疝补片是疝修补术后出现疼痛（以及其他并发症）的原因。但这是对一个复杂问题的简单、不完整的理解。补片不会引起慢性疼痛。接受非补片修复的患者和接受其他手术并没有植入补片或其他医疗植入物的患者确实也会发生慢性疼痛。在其他手术如开胸和乳房切除术后，慢性疼痛的发生率甚至会更高。然而，在许多其他因素中，补片可能是腹股沟疝修补术后慢性疼痛发展的一个促成因素。正如上面提到的，我们需要应用系统和数据科学工具开始确定这些因素和开发预测方法，从而洞察哪些腹股沟疝患者使用补片后有并发慢性疼痛的风险。

在未来，我们也应该能够将更先进的材料科学解决方案用于开发更具生物相容性的疝补片。截至 2017 年 1 月，美国食品药品监督管理局监管程序禁止任何将一种更新的、可能更好的疝补片材料引入美国市场的尝试。这是因为任何新材料都需要上市前批准流程（PMA）。由于所需的时间和费用以及获得批准的不确定性导致没有一家公司试图获得监管部门批准使用更新的、可能更具生物相容性的材料生产疝补片。今天可用的材料，所有的塑料聚合物，都是不受法律规定约束，不需要通过监管审批程序，因为在 1976 年医疗器械管理法成为法律之前，它们已经被用作手术植入物。

现代塑料聚合物技术，由卡罗瑟斯在 1935 年开发，几乎有一个世纪的历史。材料科学已经产出了大量可用的材料，这些材料可能更具有生物相容性，并导致更少的并发症。基于植物的生物塑料和新发现的材料，如石墨烯，只是可能显示这种潜力的两个例子。

总结

开放式非补片的腹股沟疝修补技术引起人们的兴趣有几个原因。这些组织修补消除了补片作为腹股沟疝修补后慢性腹股沟疼痛的潜在促成因素。然而，这种并发症尽管是灾难性的，却是一个复杂的问题。术中不使用疝补片并不能完全消除腹股沟疝修补后慢性腹股沟疼痛的问题，同时可能导致疝复发率的增加。为了更好地理解复杂的问题，并根据与患者群体相关的因素确定适当的治疗方案，系统和数据科学原则和方法的应用将是必要的。

（张志刚　译）

参考文献

Amato B, Moja L, Panico S, et al. Shouldice technique versus other open techniques for inguinal hernia repair. Cochrane Database Syst Rev. 2012;18(4):CD001543.

Bendavid R, Lou W, Grischkan D, et al. A mechanism of mesh-related post-herniorrhaphy neuralgia. Hernia. 2016;20(3):357–65.

Bulbuller N, Kirkil C, Godekmerdan A, et al. The comparison of inflammatory response and clinical results after groin hernia repair using polypropylene or polyester meshes. Ind J Surg. 2015;77(Suppl 2):S283–7.

Fischer JE. Hernia repair: why do we continue to perform mesh repair in the face of the human toll of inguinodynia? Am J Surg. 2013 Oct;206(4):619–23.

Iakovlev VV, Guelcher SA, Bendavid R. Degradation of polypropylene in vivo: a microscopic analysis of meshes explanted from patients. J Biomed Mater Res B Appl Biomater. 2017;105(2):237–48.

Malik A, Bell CM, Stukel TA, Urbach DR. Recurrence of inguinal hernias repaired in a large hernia surgical specialty hospital and general hospitals in Ontario, Canada. Can J Surg. 2016;59(1):19–25.

Szopinski J, Dabrowiecki S, Pierscinski S, et al. Desarda versus Lichtenstein technique for primary inguinal hernia treatment: 3-year results of a randomized clinical trial. World J Surg. 2012;36:984–92.

译者述评

　　与补片无张力修补术相比，开放式组织修补术治疗腹股沟疝在补片相关慢性疼痛方面具有优势。对于不同地域、不同水平的外科医生而言，并非所有医生都可以重现 Shouldice 术式的优秀效果，后者需要好的手把手传帮带和一段学习曲线，因而国内少用。补片仅是慢性疼痛发展过程中的促进因素并非直接原因，为减少术后慢性疼痛的发生，应该重视新型补片材料的开发和应用，且进一步采用系统、数据科学原则，根据患者群体的相关因素来制订治疗方案。

（张志刚　嵇振岭）

第6章
开放式腹股沟疝修补术

Wen Hui Tan, Jeffrey A. Blatnik

引言

开放式腹股沟疝修补术仍然是当今普通外科医生最常进行的手术之一。预计全世界每年约进行 2 000 万例的腹股沟疝修补术,其中 80 万例在美国[1,2]。尽管微创技术取得了进步,但大多数疝修补仍是采用开放式。在我们的实践中,我们倾向于对大多数患者进行微创手术,但对那些腹腔镜术后复发、曾接受过盆腔手术、不能耐受全身麻醉或已经存在的腹部条件不适合患者,最好是采用开放式修补术。

有许多开放式的、基于组织修复的技术,将在单独的章节中进行介绍,但它们是依靠减轻自身组织的张力来修补疝缺损的。据报道,基于组织的修补复发率较高,因此大多数外科医生已经过渡到无张力补片修补术。特别是对于开放式修补,Lichtenstein 无张力补片修补术已成为标准治疗术式,并将在随后的段落中进行介绍[3]。同时,本章节还将介绍其他几种基于补片的修补,包括网塞型补片以及腹膜前修补技术。

术前准备

尽管大家认为简单的腹股沟疝修补术是一种无菌手术,但一些 meta 分析表明预防性使用抗生素可以降低手术部位感染的发生率[4-6]。术前抗生素,如头孢唑林,应在皮肤切开前 1 小时内使用,以利于覆盖正常皮肤菌群。麻醉的选择取决于患者的多种相关因素,包括合并症和疝大小,因此修补手术可以在全身、区域或局部麻醉下安全地进行[7]。

手术步骤:Lichtenstein 修补术

混合长效和短效的局麻药(如 1% 利多卡因和 0.5% 丁哌卡因加肾上腺素),沿切口向皮下脂肪组织浸润,作为预先镇痛。研究显示,接受预先镇痛的患者术后疼痛、恶心、呕吐和阿片类药物的使用率会降低[8]。

切口应在耻骨结节上方约 1cm 处,与腹股沟韧带平行,向外侧延伸 5~6cm。分离皮下组织、Camper 和 Scarpa 筋膜,显露腹外斜肌腱膜(图 6.1a)。注意正确结扎腹壁浅静脉,否则可能导致术后腹壁血肿。局部麻醉药物也应直接注射在腹外斜肌腱膜下,以阻滞腹股沟管内的三条主要神经(图 6.1b)。然后沿纤维走向在腹股沟外环处切开腹外斜肌腱膜,分离上下缘,显露精索(图 6.1c)。在腹外斜肌腱膜下可见髂腹股沟神经,应加以保护(图 6.1d)。通过术中切断髂腹股沟神经和 / 或髂腹下神经以减少术后疼痛风险的作用仍然存在争议。一项评估 800 多名患者的随机双盲对照试验表明,疝修补术中选择性切断髂腹股沟神经对术后疼痛没有影响[9]。我们的做法是在修补过程尽可能保留神经。然而,如果缝合张力增加或顾虑存在神经牵拉损伤,我们将在神经穿出腹壁肌肉的部

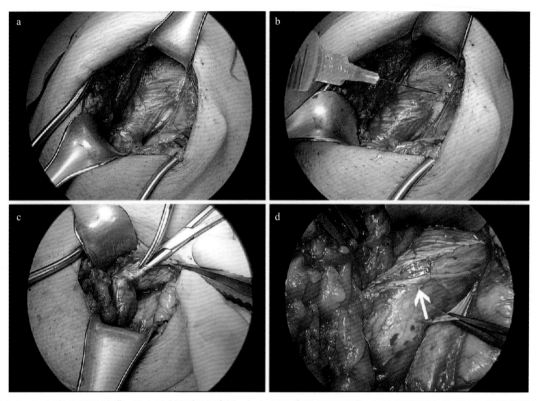

图 6.1 （a）腹外斜肌腱膜。（b）注射局部麻醉剂。（c）打开腹外斜肌腱膜。（d）髂腹股沟神经（白色箭头指示）

位预防性地用双极电凝切断神经。

在距耻骨结节约 2cm 处，包括生殖股神经、精索血管和髂腹股沟神经的精索，用 Penrose 管包绕提起（图 6.2a）并与腹股沟管底部分开。对于较大的延伸到阴囊的腹股沟疝，这可能是手术中的一个挑战。一旦精索被包绕，术中可环周分离包绕精索的提睾肌纤维以解剖精索，如有必要，还可以纵向切开提睾肌。这样也有利于暴露斜疝疝囊（图 6.2b），通常斜疝疝囊位于精索的前内侧。斜疝疝囊游离范围，应该从精索分离到腹股沟管内环。然后，根据外科医生的喜好，可以还纳或结扎疝囊（图 6.2b）。我们倾向于切开疝囊，以确保没有腹部内容物，然后在内环处缝合结扎。如果是腹股沟直疝，疝囊则位于精索的后内侧。完全分离提睾肌纤维索使精索骨骼化是不必要的，而且这可能会导致神经、输精管（图 6.2b）损伤或导致睾丸低垂。对于较大的直疝缺损，我们有时会用可吸收缝线间断松弛地重建腹股沟管的底部后壁，以便于补片植入。

将一块 8cm×16cm 的聚丙烯补片剪成图 6.3 所示的形状，在补片的侧面剪开一条缝，形成两条尾巴：较宽的上片（约为补片宽度的 2/3）和较窄的下片。精索应该向睾丸方向适当牵拉，补片应该在耻骨结节内侧约 2cm 处重叠，在腹内斜肌边缘有 2~3cm 的重叠。为了保证补片的固定，先在耻骨结节处缝一针，注意固定在腹直肌鞘上面，而不是骨膜上，否则这可能是疝修补术后疼痛的一个原因。由于大多数腹股沟疝开放式修补术后的复发发生在内侧，这种缝合对于修补的成功与否至关重要。然后将精索置于补片的两个尾部之间。随后，使用不可吸收的缝线以连续或间断的方式固定补片的下缘，将其缝合到髂耻束或腹股沟韧带的边缘上（图 6.4a），缝至腹股沟内环的外侧即可，若进一步向外侧缝合，则有损伤股神经的风险。在耻骨结节处再缝一针，位置高于最初的一针，应注意不要损伤或缝住髂腹下神经。我们使用可吸收缝线，与神经平行缝合，并且不过度收紧缝线。通过将补片尾部的下缘缝合到腹股沟韧带形成

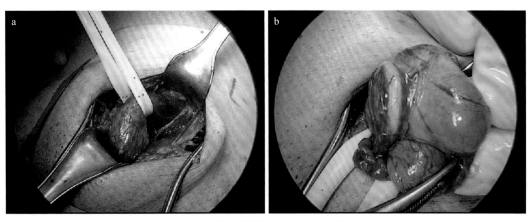

图 6.2　（a）Penrose 环绕精索内容物。（b）斜疝疝囊和输精管

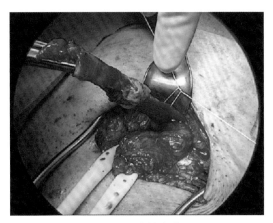

图 6.3　结扎疝囊

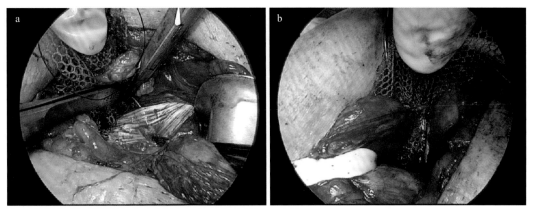

图 6.4　（a）补片固定到腹股沟韧带边缘。（b）形成新的腹股沟内环

一个新的腹股沟管内环，将补片的下缘固定到腹股沟韧带的末端一侧（图 6.4b）。修剪多余的补片，在腹股沟管内环的外侧面保留约 5cm 的补片，并塞进腹外斜肌腱膜下。补片不应紧绷或完全展平，以适应患者非仰卧位时增加的腹部压力。但是，也不希望补片出现过多的褶皱或隆起。补片置入后，用可吸收缝线缝合腹外斜肌腱膜（图 6.5）。Scarpa 筋膜和皮下组织用可吸收缝线间断缝合，皮肤用皮下可吸收缝线缝合[10-13]。

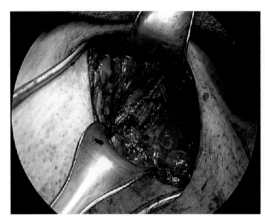

图 6.5 关闭腹外斜肌

其他基于补片的修补

除了 Lichtenstein 修补术,还有其他基于补片的修补技术用于开放式腹股沟疝修补术。网塞型平片修补术,利用放置在内环内的补片(瓶塞状)来降低复发的风险。虽然这仍然是疝修补的常用方法,但许多外科医生已经放弃了这项技术,因为这种修补方式可能会增加慢性疼痛的可能性[14]。有许多病例报道了网塞从内环突破腹膜迁移到腹腔内且不得不另行手术取出网塞。

除了网塞 - 平片修补术之外,还有双层网状装置修复(prolene hernia system,PHS)修补术。该方法采用双层补片装置,其中一层放置在腹膜前平面,第二层放置在腹横筋膜上,固定方式类似于 Lichtenstein 修补术。这种修补方式是为了降低复发率,同时缩短疝修补术时间。

术后管理

择期性开放式腹股沟疝修补术是典型的日间手术,患者使用适宜的止痛药后即可出院。应该指导患者在几周内避免负重和剧烈运动。确切的时间窗由外科医生谨慎决定。

预后

潜在的并发症包括血清肿、血肿、感染、尿潴留、腹股沟疼痛、缺血性睾丸炎和复发。大约 13% 的腹股沟疝修补术是复发疝修补[1]。利用自身组织修补的复发率通常高达 25%;然而,自从无张力补片修补术引入以来,复发率现在是 0~1.7%[15]。总体而言,腹股沟疝手术后心血管、术中或术后严重不良手术事件的发生率较低[16]。相比之下,疝修补术后慢性腹股沟疼痛较为常见,据报道,10%~12% 接受开放疝补片修补术的患者受到影响,在另外的报道中,甚至可高达 37%。可用来预测慢性腹股沟疼痛的因素包括复发、并发症、补片重量、术前疼痛评分和年龄[17]。其中一些患者如果对保守的疼痛治疗没有效果,将需要接受选择性神经切除和 / 或补片取出术[18]。

针对三种主要基于补片的腹股沟疝修补术(Lichtenstein 修补术、网塞 - 平片修补术和双层网片修补术)进行比较的研究,总体显示疼痛、生活质量和复发率等的结果相似[19,20]。

(陈承坤 丁政 译)

参考文献

1. Aquina CT, Probst CP, Kelly KN, et al. The pitfalls of inguinal herniorrhaphy: surgeon volume matters. Surgery. 2015;158:736–46.

2. Sajid MS, Leaver C, Baig MK, Sains P. Systematic review and meta-analysis of the use of lightweight versus heavyweight mesh in open inguinal hernia repair. Br J Surg. 2012;99:29–37.

3. Fitzgibbons RJ Jr, Richards AT, Quinn TH. Open hernia repair. In: Harken AH, Soper NJ, Cheung LY, Meakins JL, Holcroft JW, Wilmore DW, editors. ACS surgery: principles and practice. New York: WebMD Professional Publishing; 2003.

4. Mazaki T, Mado K, Masuda H, Shiono M. Antibiotic prophylaxis for the prevention of surgical site infection after tension-free hernia repair: a Bayesian and frequentist meta-analysis. J Am Coll Surg. 2013;217:788–801. e1–4

5. Zamkowski MT, Makarewicz W, Ropel J, Bobowicz M, Kakol M, Smietanski M. Antibiotic prophylaxis in open inguinal hernia repair: a literature review and summary of current knowledge. Wideochir Inne Tech Maloinwazyjne. 2016;11:127–36.

6. Li JF, Lai DD, Zhang XD, et al. Meta-analysis of the effectiveness of prophylactic antibiotics in the preven-

tion of postoperative complications after tension-free hernioplasty. Can J Surg. 2012;55:27–32.

7. Nordin P, Zetterstrom H, Gunnarsson U, Nilsson E. Local, regional, or general anaesthesia in groin hernia repair: multicentre randomised trial. Lancet. 2003;362:853–8.

8. Nesioonpour S, Akhondzadeh R, Pipelzadeh MR, Rezaee S, Nazaree E, Soleymani M. The effect of preemptive analgesia with bupivacaine on post-operative pain of inguinal hernia repair under spinal anesthesia: a randomized clinical trial. Hernia. 2013;17:465–70.

9. Picchio M, Palimento D, Attanasio U, Matarazzo PF, Bambini C, Caliendo A. Randomized controlled trial of preservation or elective division of ilioinguinal nerve on open inguinal hernia repair with polypropylene mesh. Arch Surg. 2004;139:755–8. discussion 9

10. Amid PK. Lichtenstein tension-free hernioplasty: its inception, evolution, and principles. Hernia. 2004;8:1–7.

11. Amid PK, Chen DC. Lichtenstein tension-free hernioplasty. In: Fischer JE, Jones DB, Pomposelli FB, Upchurch GR, et al., editors. Fischer's mastery of surgery. 6th ed. Philadelphia, PA: LWW; 2011.

12. Malangoni MA, Rosen MJ. Hernias. In: Townsend CM, Beauchamp RD, Evers BM, Mattox KL, editors. Sabiston textbook of surgery: the biological basis of modern surgical practice. 19th ed. Philadelphia, PA: Saunders; 2012.

13. Cox DD, Bhanot P. Open inguinal hernia repair with plug and patch technique. In: Evans SR, editor. Surgical pitfalls: prevention and management. 1st ed. Philadelphia, PA: Saunders; 2009. p. 501–9.

14. Hallen M, Sevonius D, Westerdahl J, Gunnarsson U, Sandblom G. Risk factors for reoperation due to chronic groin postherniorrhaphy pain. Hernia. 2015;19:863–9.

15. Gopal SV, Warrier A. Recurrence after groin hernia repair-revisited. Int J Surg. 2013;11:374–7.

16. Nilsson H, Angeras U, Sandblom G, Nordin P. Serious adverse events within 30 days of groin hernia surgery. Hernia. 2016;20:377–85.

17. Pierides GA, Paajanen HE, Vironen JH. Factors predicting chronic pain after open mesh based inguinal hernia repair: a prospective cohort study. Int J Surg. 2016;29:165–70.

18. Zwaans WA, Perquin CW, Loos MJ, Roumen RM, Scheltinga MR. Mesh removal and selective neurectomy for persistent groin pain following Lichtenstein repair. World J Surg. 2017;41:701–12.

19. Magnusson J, Nygren J, Gustafsson UO, Thorell A. UltraPro hernia system, Prolene hernia system and Lichtenstein for primary inguinal hernia repair: 3-year outcomes of a prospective randomized controlled trial. Hernia. 2016;20:641–8.

20. Nienhuijs SW, Rosman C. Long-term outcome after randomizing prolene hernia system, mesh plug repair and Lichtenstein for inguinal hernia repair. Hernia. 2015;19:77–81.

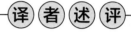

译者述评

　　腹股沟疝,是外科最古老和最常见的手术之一。自从 1887 年 Bassini 开创加强腹股沟后壁的疝修补术,迄今已经超过 130 年。特别是 1986 年的 Lichtenstein 修补术明显降低疝复发率到 1% 左右,成为最成功的标准开放式无张力疝修补术。腹腔镜疝修补术近年来蓬勃发展,开放式的 Lichtenstein 疝修补、腹膜前修补及过去的网塞 - 平片修补在一些疝专业工作组规模开展,都取得良好效果。Lichtenstein 疝修补术是全球外科医生最常见的选择,其优点是:简单、快速、有效。特别是能够采用局部麻醉,使得该术式适用于诸多存在心血管系统风险患者和高龄患者。本章详细介绍了操作规范和细节,值得认真学习。

（邓先兆　樊友本）

第 7 章
腹膜前（Stoppa）开放式腹股沟疝修补术

Arielle J. Perez, David M. Krpata

> 与外科领域里的其他疾病相比，疝及其变异的治疗，更需要将精确的解剖学知识和手术技巧巧妙地结合起来。

> - Astley Paston Cooper 爵士（1804）

历史

腹膜前腹股沟疝修补术于 1920 年由 Cheatle 首次提出[1,2]。利用腹膜前间隙、闭合疝缺损进行修补的方法也被 Nyhus 推广[2]。1969 年，Rene Stoppa 提出了一种新的腹股沟疝修补技术，即"巨大补片加强内脏囊技术"[2-4]，从而放弃了闭合疝缺损的需要。该方法将一大片网片置于腹膜上方，但深至腹壁肌肉，从而封闭肌耻骨孔来修复疝。通过这种方法，利用腹内压力在网片上产生的力提供物理稳定性，并最终将网片保持在固定位置[5]（图 7.1）。

1956 年，Henry Fruchaud 首次描述了肌耻骨孔，为所有腹股沟疝起源于此的腹壁薄弱区域[6]。腹股沟韧带将该间隙分为两间隙，上间隙是直疝和斜疝的起源，下间隙是股疝的起源。孔的上界为腹内斜肌和腹横肌，下界为耻骨上支，内界为腹直肌鞘，外界为髂腰肌（图 7.2）。

Stoppa 腹膜前放置网片的方法是现代腹腔镜经腹腔腹膜前疝修补术（TAPP）和完全腹膜外疝修补术（TEP）中利用相同平面的基础。进入间隙和固定网片方法的不同是两者的区别。

术前注意事项

目前外科医生有多种腹股沟疝修补方法的选择，Stoppa 修补术应该为某些患者而用。在双侧腹股沟上放置一个大的假体，需要在精

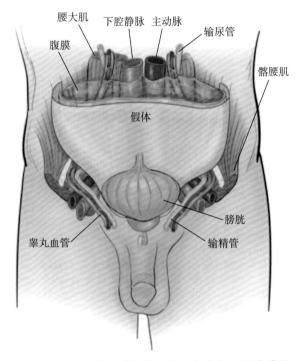

图 7.1 Stoppa 的巨大假体强化了内脏囊，利用腹膜前间隙防止内脏进入并覆盖双侧腹股沟及股管区（*Atlas of Abdominal Wall Reconstruction*，第 82 章：e2）

细的组织平面上进行广泛的解剖，这种修复应该由熟悉该区域解剖结构的外科医生来承担。Gainant 发表了一项关于腹腔镜 TEP 与 Stoppa 修复双侧腹股沟疝的前瞻性非随机研究。提示复发率相似，Stoppa 组为 2%，腹腔镜组为 1.1%，并发症发生率分别为 3% 和 4%[7]。

Stoppa 修补术的优点是能覆盖大的肌耻骨孔、可以修补双侧疝，以及利用腹膜前间隙，成为一些患者理想的选择。能耐受全身麻醉的复

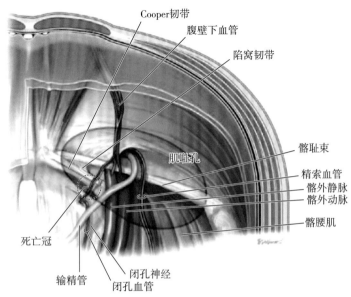

图 7.2　肌耻骨孔包括直疝、斜疝以及股疝区（*Rosen's Atlas*，TEP 章节）

发疝患者，既往前入路修补术患者，或大的和 / 或双侧腹股沟阴囊疝患者，应考虑行 Stoppa 疝修补术。然而，如果认为初次前入路手术或腹腔镜修补术就足够了，那么应该首先选用它们。

Stoppa 修补术的绝对禁忌证与放置假体的其他盆部手术相同：腹膜感染和活动性凝血障碍。相对禁忌证包括外科医生的舒适度、患者病史、既往骨盆放射、既往探查了 Retzius 间隙的手术以及既往下腹部广泛解剖的手术。

所有手术区的皮肤感染都应在择期手术前进行治疗。吸烟多的患者应在手术前至少戒烟 6 周，以减少伤口发病和促进愈合。在 Stoppa 修补术之前，不需要机械或抗生素肠道准备。

术前，用剪子把手术区的毛发剪掉。根据医院流程，对于清洁无感染的皮肤和软组织病例，围手术期应在皮肤切前 1 小时内给予单剂量抗生素。由于盆腔分离的程度较大，我们倾向于放置 Foley 导尿管。Foley 导尿管可能不是所有 Stoppa 修补术所必需的，故患者在手术前应该先排空膀胱。

假体的选择由手术医生来决定。在我们的实践中，最常用的是重量型聚丙烯单丝网片；然而，这也是我们开放式手术、Lichtenstein 疝修补术和腹腔镜疝修补术的选择。这些网片有不同的大小，可以很容易地依据腹膜前间隙的大小进行修剪。

技术

体位：患者仰卧位。手术台通常为头低足高位（Trendelenburg position），利用重力移动肠道，改善暴露。切口：从脐到耻骨做下腹中线切口。进入腹腔应通过白线向下，注意避免损伤膀胱（图 7.3）。

腹腔内：所有腹壁的粘连都应小心分离，以保护腹膜。一旦大网膜和肠道分离完成，应在腹腔内放几块医用纱布，保护隔离内脏，有利于在随后的操作中安全解剖（图 7.4）。

在某些情况下，如果在切开白线的过程中没有分破腹膜，手术可以完全在腹膜外进行。根据我们的经验，Stoppa 修补术是为更复杂的腹股沟疝保留的，因此我们发现腹膜内用医用纱布隔离内脏是有益的，而且可能更安全。

腹膜前间隙的解剖要首先在一侧建立一个肌后皮瓣，通过分离出弓状线上方的腹直肌后鞘和弓状线下方的横筋膜来完成的（图 7.5）。应注意保留腹壁下血管，并使其与腹直肌紧密相连（图 7.6）。

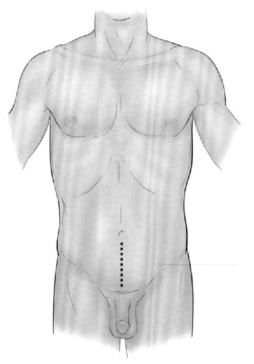

图 7.3　初始切口应在正中从耻骨到肚脐。如果需要修复脐疝，可以将切口向上延伸。（*Atlas of Advanced Operative Surgery*，第 82 章）

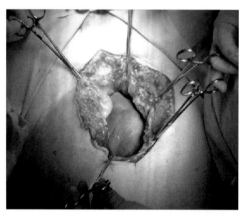

图 7.4　一旦所有的粘连都从腹壁分离，应放置一片医用纱布以辅助剥离

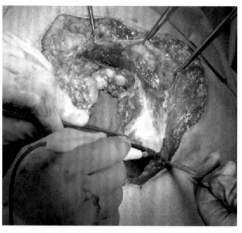

图 7.5　分离弓状线上方的腹直肌后鞘和下方的腹横筋膜创建肌后皮瓣

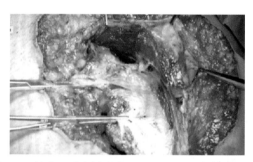

图 7.6　创建肌后皮瓣注意保护供应肌肉的腹壁下血管

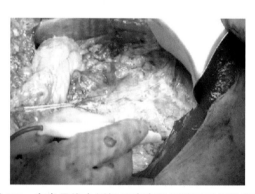

图 7.7　在半月线内侧切开腹直肌后鞘同时保持腹膜完整

在弓状线的上方，在半月线内侧 1cm 处切开腹直肌后鞘，类似于后组织结构分离的下部离断（图 7.7）。这种解剖将允许广泛的网片重叠，可以从外侧进入腰大肌，如有必要，网片覆盖可高达脐部。进一步向外侧解剖腹膜前 / 腹膜后间隙，暴露出髂腰肌和髂血管（图 7.8）。

在腹壁下血管和精索（或圆韧带）的内侧，应暴露 Cooper 韧带，以找到解剖的下内侧标志（图 7.9）。

一旦完成外侧和内侧分离，就可以提起精索和疝囊，疝囊就可以从精索剥离下来（图 7.10）。

然后可以用类似的方式处理对侧。两侧应解剖至两侧 Cooper 韧带的内侧下方，外露耻骨，并显示 Retzius 间隙，以证明有足够的空间，

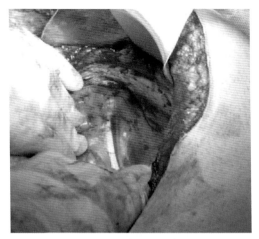

图 7.8　应在髂腰肌暴露处进行侧向分离

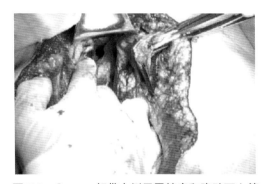

图 7.9　Cooper 韧带内侧显露精索和腹壁下血管

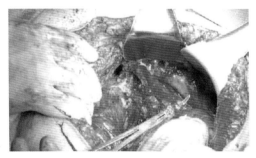

图 7.10　从疝囊处游离出精索

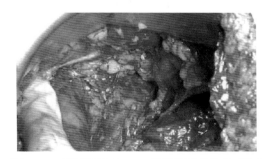

图 7.11　显露双侧 Copper 韧带和耻骨结节，形成 Retzius 空间

可放置网片，并覆盖闭孔肌和股管（图 7.11）。

一旦两侧充分分离，疝回复，并形成一个大的腹膜前 / 腹膜后口袋，移除医用纱布，用可吸收缝线闭合后筋膜 / 腹膜。所有腹膜缺损均应闭合，以确保无内脏疝出和网片下方可能产生的内疝（图 7.12）。

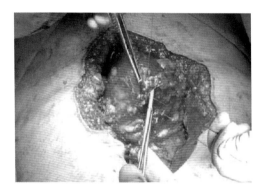

图 7.12　关闭腹直肌后鞘将内脏和补片隔开

假体插入

应使用足够大的网片。网孔尺寸通常至少为 24cm × 16cm，覆盖双侧髂嵴之间以及从脐到耻骨[8]（图 7.13）。将网片剪切成适合于腹膜前 / 腹膜后口袋的大小，网片应横向穿过髂骨前上棘，向上延伸至脐部（如果不在脐部上方），向下延伸至耻骨和 Retzius 间隙（图 7.14）。

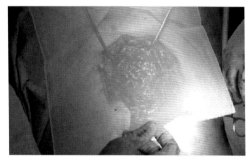

图 7.13　使用大张网片以确保覆盖范围足够，网片可以根据需要进行裁剪

根据 Stoppa 对手术过程的描述，无需固定网片。如果需要固定，可以在耻骨水平使用可吸收缝线固定网片（我们更喜欢与 Cooper 韧带缝合），也可以在外侧和内侧与腹横筋膜缝合固

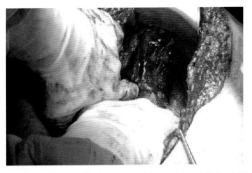

图 7.14　网片要足够大，外侧覆盖到精索结构和髂腰肌外侧

定，注意避免损伤神经和血管（图 7.15）。然后将上方的腹横筋膜缝合在网片上。如果需要负压引流管，则应在筋膜闭合前将其放置在网片前面。

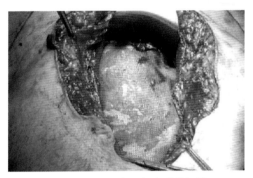

图 7.15　网片放置在腹膜前间隙

术后处理

可能不需要负压引流管，由手术医生仔细考虑后决定。基于手术期间肠道操作的程度，通常会迅速恢复饮食。应鼓励早期下地，并根据患者的舒适度尽早恢复活动。

陷阱

复发通常源于假体覆盖不足，这可能是由不完全的分离或不适当的网片大小引起。在关闭腹膜前，应仔细检查所有肠道是否有损伤，一旦发现，立即进行修复。

（陶庆松　译）

参考文献

1. Cheatle GL. An operation for inguinal hernia. Br Med J. 1921 Dec 17;2(3181):1025–6.
2. Read RC. British contributions to modern herniology of the groin. Hernia. 2005 Mar;9(1):6–11.
3. Stoppa R, Quintyn M. [Deficiencies of the abdominal wall in aged persons]. Sem Hop. 1969 Jul 10;45(31):2182–2184. French.
4. Stoppa R, Petit J, Abourachid H, Henry X, Duclaye C, Monchaux G, Hillebrant JP. [Original procedure of groin hernia repair: interposition without fixation of Dacron tulle prosthesis by subperitoneal median approach]. Chirurgie. 1973 Feb;99(2):119–123. French.
5. Carter PL. Lloyd Nyhus and Rene Stoppa: preperitoneal inguinal pioneers. Am J Surg. 2016 May;211(5):836–8.
6. Fruchaud H. Anatomie chirurgicale des hernies de l'aine. Paris: Doin; 1956. p 299–303 and 336–342.
7. Gainant A, Geballa R, Bouvier S, Cubertafond P, Mathonnet M. [Prosthetic treatment of bilateral inguinal hernias via laparoscopic approach or Stoppa procedure]. Ann Chir. 2000 Jul;125(6):560–565. French.
8. Stoppa R. Groin Hernia repair by bilateral extraperitoneal mesh prosthesis. In: Zurker M, et al., editors. Surgical management of abdominal wall hernias, vol. 16. London: Martin Dunitz Ltd; 1999. p. 203–14.

Stoppa 手术是在腹膜前放置网片的方法，是现代腹腔镜经腹腔腹膜前疝修补术（TAPP）和完全腹膜外疝修补术（TEP）的基础。了解这一手术的原理和技术要求，对做好开放式腹膜前或腹腔镜腹股沟疝无张力修补术具有重要参考意义。Stoppa 修补术的优点是覆盖大的肌耻骨孔，可以修补双侧疝、能耐受全身麻醉的复发疝患者、既往前入路修补失败患者、单侧或双侧巨大阴囊疝患者。以上均可优先选择 Stoppa 疝修补术。当然，随着腹腔镜外科技术的推广与普及，腹腔镜方法大多可以取代 Stoppa 疝修补术，而且恢复更快。

（陶庆松　嵇振岭）

第 8 章
经腹腔腹膜前疝修补术（TAPP）

Vamsi V. Alli, Eric M. Pauli

缩略词

MPO	myopectineal orifice，肌耻骨孔
rTAPP	机器人经腹腔腹膜前疝修补术
TAPP	经腹腔腹膜前疝修补术
TAR	腹横肌分离技术
TEP	完全腹膜外疝修补术

引言

腹股沟疝微创入路手术，基于以往如 Nyhus 和 Read[1]以及 Rives、Stoppa、Wantz 和 Rignault[2]所报道的后入路进入腹膜前间隙，用补片广泛重叠覆盖肌耻骨孔（myopectineal orifice，MPO，又称 Fruchaud 氏孔），完成了内脏囊的巨大补片加强。无论是进入肌肉后（腹横筋膜前）平面，还是腹膜前平面都可以完成 MPO 疝的微创修补手术。在完全腹膜外疝修补术（totally extraperitoneal approach，TEP）中（见第 9 章），通常从脐周区域可以直接到达目标平面，所以避免了对腹腔的破坏。相反，在 TAPP 手术中，为了显露双侧 MPO，需要进入腹腔，然后才能通过腹腔镜器械拓展目标平面（一般是腹膜前平面）以完成修补。

了解肌肉后（腹横筋膜前）平面和腹膜前平面的区别，学会正确地游离两者，并且掌握技巧顺利（并且主动）地在两者之间过渡，对于每一个期望精通微创腹股沟疝修补手术的外科医生都是关键的。类似地，腹壁疝的后入路，尤其是腹横肌分离（transversus abdominis release，TAR）手术分离疝内容物时，也基于对肌肉后（腹横筋膜前）平面和腹膜前平面的区别的理解[3]。因此，熟悉 TAPP 手术的解剖，能提高开放式或微创 TAR 疝修补技术（反之亦然）。

腹腔镜 TAPP 手术也是机器人 MPO 疝修补手术（rTAPP 手术）的基础。由于近期机器人技术的快速发展，理解腹腔镜 TAPP 手术方式，对于每一个学习机器人手术的外科医生都很重要。有关 rTAPP 的更多详情请见第 10 章。

已经有大量文献比较了 TAPP 和 TEP 两种术式，并阐释了各自的优点，本书的其他章节也更全面地回顾了这些对比。在这"技术性的"一章中，我们想强调 TAPP 入路的两个优点：第一是能够在显露整个下腹部的情况下解剖双侧 MPO，这让外科医生精确地观察双侧 MPO 来判断腹股沟直疝、斜疝和 / 或股疝，这在已确诊单侧疝而对侧情况不明的病例中尤其实用；其次，在嵌顿的疝手术中，经腹入路不仅能易于回纳疝嵌顿内容物，也便于仔细检查刚松解的内脏，如有必要及时切除。

TAPP 手术的主要技术不足是，进入腹腔后需要能顺利前行，安全地松解粘连（图 8.1），既往有着腹腔内广泛手术史以及脐下水平有着高粘连风险的患者不适合 TAPP 手术，在这些情况下，应该考虑 TEP 或开放式手术。

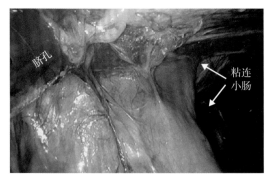

图 8.1　TAPP 手术时遇到的腹内粘连。由于先前正中开腹手术造成的小肠（箭头所指）和前腹壁粘连

手术技巧

麻醉

腹腔镜 TAPP 手术通常需要全身麻醉和神经肌肉阻滞麻醉。我们常规进行穿刺点局部麻醉以减轻术后疼痛和减少早期麻醉用药，使用低流量静脉输液以防止膀胱过度充盈。根据最佳的操作指南[4]，所有患者在手术切开皮肤前即刻预防性使用抗生素，但是近期有研究认为腹股沟疝修补手术使用抗生素不仅不必要，并且可能有害[5]。

患者准备以及手术体位

嘱患者在转运至手术室前一刻排空大小便，进入手术间后，予以患者预防性皮下抗凝治疗（5 000U 普通肝素）及一系列加压装置以降低静脉血栓风险。在麻醉医生的引导下，患者取仰卧位，双臂收拢，这种体位能让主刀和助手都舒适地站在患者头侧（大致位于患者肩膀水平）而不会因为搁手板的阻挡需要后倾身体。由于手术中需要取头低位，患者需要被牢固可靠地固定在手术床上。我们尽量避免放置 Foley 导尿管，除非膀胱的充盈影响到手术操作（例如：预计双侧解剖困难导致手术时间过长，既往已置入补片，由于良性前列腺增生等引起的明显的膀胱排空障碍，或者患者已自行留置导尿管）。

术前剃除腹部和腹股沟区的体毛，并用氯己定预先清洁皮肤。术前准备需预先考虑腹内并发症可能性以及中转开放式手术可能，常规清理剑突下至大腿上的皮肤，但一般不包括会阴，除非合并其他的情况（如疝囊嵌顿可能需要外部压迫复位）。

一套腹腔镜设备（包括光源、影像接收器、气腹机、电手术器械平台和显示器）置于患者足端（图 8.2a）；也可以置于患者头侧（一般置于患者左侧，与麻醉机相对），并将第二个显示屏置于患者足端（图 8.2b）。助手站在患者患侧，负责扶腹腔镜镜头，主刀站在对侧，配置单极电器械脚踏，便于手术。

穿刺点选择

对于 TAPP，尽管根据主刀的习惯和经验有其他方式可选，我们建议第一穿刺点选择脐上弧形切口并置入 12mm Hasson 穿刺器。较大的脐上穿刺器为手术提供许多优势，包括可以置入较大的补片。腹股沟疝常可合并脐疝，这时可以选择开放进入方式同期修补脐疝[6]。使用 30 度 5mm 镜头来获得最大的手术视野，建立 CO_2 气腹至 15mmHg，患者取头低足高位（Trendelenburg position），通过重力作用移开 MPO 附近脏器，然后先找到 MPO 确认诊断。

另于两侧置入 2 个 5mm 穿刺器，位置可根据所见 MPO 的位置进行轻微调整。双侧疝修补手术两者对称置入，均于半月线（腹直肌外侧缘）旁开数厘米，稍高于观测孔（图 8.3）。单侧疝修补手术，轻微调整操作孔位置以适应单侧手术的人体工程学。疝对侧的操作孔置于脐下，紧贴半月线，患侧操作孔稍向头侧移动置于脐上，仍置于半月线旁开数厘米。图 8.4a 和 b 分别显示了左侧单侧和右侧单侧修补术的穿刺点选择。

使用较小的（5mm）、非切割性的（径向扩张性的）穿刺器以及避免置于半月线上，均是为了降低术后穿刺孔疝的形成。

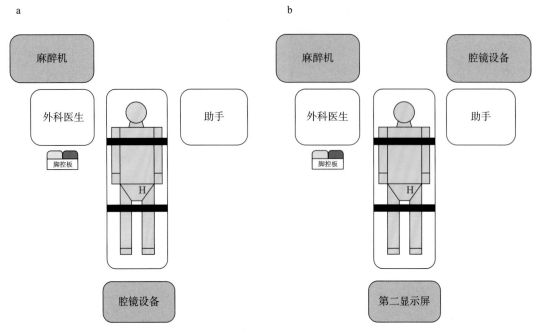

图 8.2   左侧腹股沟疝腹腔镜 TAPP 的手术间布置。（a）标准布置，腹腔镜设备置于患者尾侧。（b）第二选择布置，第二显示器置于患者尾侧，腹腔镜设备置于患者头侧

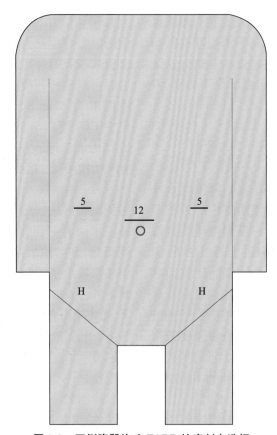

图 8.3   双侧腹股沟疝 TAPP 的穿刺点选择

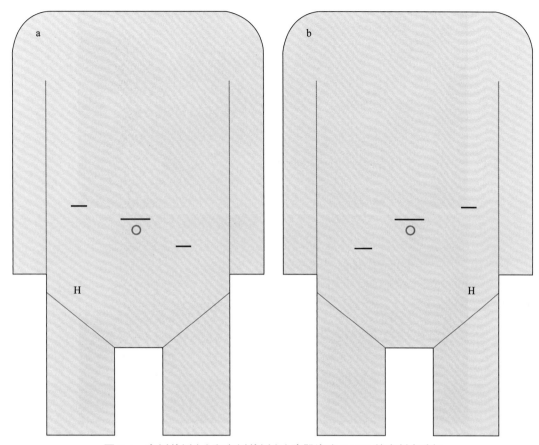

图 8.4　右侧单侧（a）和左侧单侧（b）腹股沟疝 TAPP 的穿刺点选择

人体工程学和手术过程的考虑

　　TAPP 手术的常见质疑之一是穿刺点选择违反人体工程学。由于操作孔位于患者两侧，而腹腔镜镜头（10mm 的镜头组件）位于脐部进行观察，主刀医生手术过程中需要弯腰倾向手术台，导致主刀医生易疲劳以及背部疼痛，同时和助手的手臂可能发生碰撞，会减慢修补速度，导致手术视野不稳定（图 8.5a）。使用高清 30 度的 5mm 腹腔镜镜头并将之移至疝同侧的 5mm 穿刺孔，就完全解决了这些人体工程学问题。30 度镜头无法提供和置于脐部的 10mm 腹腔镜镜头完全相同的手术视野，但是主刀医生通过脐部穿刺孔和对侧 5mm 穿刺孔（最靠近主刀的两个穿刺孔）操作保证了主刀医生直立位和人体工程学的正确位置（图 8.5b 演示了更多穿刺点和人体工程学的应用）。

　　我们建议使用穿过脐部中线的器械作为主要游离器械，仅将电器械线连接在穿过中线的器械上，对侧 5mm 穿刺孔内器械以牵拉和暴露功能为主，如此在两把相似器械同时在视野出现时（如两把 Maryland 分离钳），不会混淆电器械。同时，牵拉手往往在视野外而且一般向下牵拉小肠，记住这个规则也能减少意外的小肠热损伤。

　　为了改进手术流程，腹腔镜剪刀和 Maryland 分离钳均可用作电器械，在这两件器械之间切换仅需抽出器械并将单极电线从一件器械接到另一器械，而不需要更换器械接头。许多标准的腹腔镜手术器械均有专门的单个接头用于连接单极电线，所以 TAPP 手术器械的准备可能需要附加一个额外的单极电线接头。

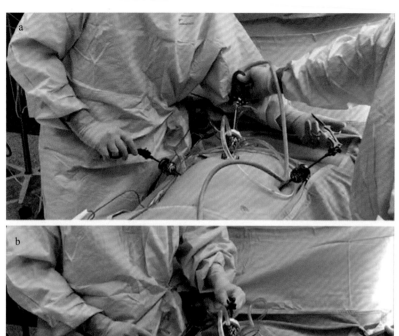

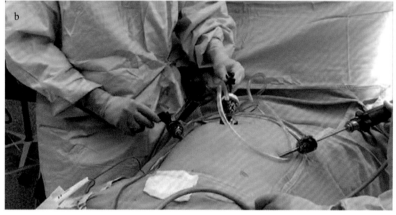

图 8.5　穿刺点使用的人体工程学考虑。（a）当以脐部穿刺点为观察孔时，主刀医生需向手术台前倾并且和助手手臂存在碰撞。（b）将观测孔选为疝同侧使得主刀和助手都能采用直立体位

手术步骤

下文详细展示一台双侧 TAPP 手术的所有手术步骤。脐部穿刺孔作为主操作孔完成游离操作，也是唯一置入电器械的穿刺孔，疝对侧的 5mm 穿刺孔用于牵拉腹膜和疝囊以便于游离操作，不过有时情况也会相反，尤其是在回纳巨大斜疝疝囊和 / 或合并巨大精索脂肪瘤的时候。

在穿刺器置入后，首先置入腹腔镜镜头以辅助定位另外两个穿刺点并确认疝诊断。无损伤抓钳可以用来回纳嵌顿的疝内容物或者移开头低足高位（Trendelenburg position）下仍留在 MPO 附近的小肠，MPO 附近的粘连需要以最小的能量进行锐性游离，粘连松解的目标在于暴露每一处可能撕裂疝囊或者妨碍疝囊回纳的地方，并且移开可能妨碍腹膜前间隙暴露的小

肠。操作时不仅要注意不能损伤脏器，也需要注意腹膜应该保持完整并在最后得到确实可靠的关闭。

腹膜瓣的游离

我们往往会在距离疝缺损处上方足够的距离处游离一个非常大的腹膜瓣，进入腹膜前间隙的地方位于脐下、脐韧带旁边。在双侧修补手术中，不要将腹膜从脐韧带上切开和游离，这样有利于腹膜瓣的对齐以及最后的关闭。

自正中的起始点，以腹腔镜单极电凝器械竖直地向侧方（而不是向侧下方）切开腹膜，这需要将正中穿刺孔进入的剪刀伸向上方，靠近疝同侧 5mm 穿刺孔的下方。要注意在真正的腹膜前平面（腹横筋膜的深面或后方）行走，此为无血管平面，游离所需的能量也（尽可能的）

最小,腹横筋膜需保持在腹直肌表面,如出现肌纤维则提示进入了错误的平面(图 8.6)。同样要注意避免误伤在腹横筋膜和腹直肌之间走行的腹壁下血管,即使没有直接暴露,腹壁下血管也可以在腹横筋膜上方被清晰地观察到(图8.7)。在游离腹膜和腹横筋膜的过程中,对腹膜瓣的向后向头侧牵拉很重要。在游离腹膜瓣的过程中,向中央(游离侧边时)和向侧边(游离中央时)的牵拉也是必要的。TAPP 手术的学习/教学中最难的要素之一是对牵拉力量和张力的掌握,主刀必须学会通过显示器的视觉画面以及手上细微的触觉反馈差别来判断显示器外的器械提供的张力是否合适;合适张力有助于游离,张力过大导致腹膜瓣薄弱处撕裂,过小导致游离无效或者不充分。

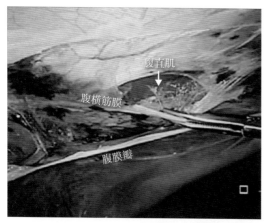

图 8.6 TAPP 手术的游离需在腹膜和腹横筋膜之间进行,裸露的肌纤维提示误入腹横筋膜前间隙

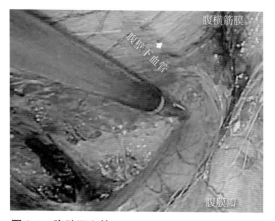

图 8.7 腹壁下血管可以透过完整的腹横筋膜所见

在几乎所有患者中,于腹直肌外侧 1/3 靠近半月线处均有一个腹膜和腹横筋膜的融合平面(图 8.8),这个平面在腹直肌上沿头-尾方向延伸,识别此处融合有着几个重要原因:

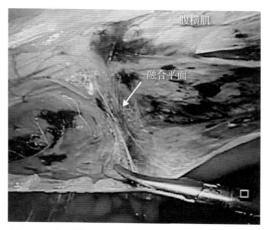

图 8.8 半月线附近腹膜与腹横肌之间的融合平面

1. 由于此处的融合,可能导致误入腹横筋膜前平面或者撕裂腹膜,正确的游离需要以剪刀或者电器械进行锐性游离,并且调整牵拉张力以安全地游离腹膜。

2. 此融合往往在腹壁下血管附近 1cm 处(外侧/内侧),主刀医生找到此处时需警惕已经靠近腹壁下血管。

3. 此处可作为分界线之一将腹膜瓣分为 3 个部分(根据腹壁下血管的位置),分别为内侧、外侧和中间区域。

内侧部分的游离

游离内侧部分暴露 Retzius 间隙,从而识别中线处的耻骨联合位置,并进一步确认 Cooper 韧带。对于双侧修补术,由于 Retzius 间隙的打开可以直接穿过中线进行游离,此处较为有效的方式是向后/中央以及向下朝着膀胱方向牵拉。如为直疝,可以从中央穿刺孔置入 Maryland 分离钳向下牵拉回纳疝囊,如直疝疝囊较大,则往往需双手操作,先以位于中线的钳子抓住"假疝囊"(鼓起的腹横筋膜),另一把钳子进入游离的平面向下牵拉腹膜,双手交替牵拉,可以较容易地回纳直疝疝囊(相对于斜疝疝囊)。此平面需被打开的够靠前以分辨耻骨下支(和闭孔前间隙)以及在中线的耻骨后间隙。

无法完成融合中央部分游离时,可以将 30 度镜置于腹膜 / 腹横筋膜融合处(外侧)和脐韧带(内侧)之间的区域,自耻骨方向、从下方直视下,完成内侧部分的游离。这要求扶镜手能将镜头置入腹膜前平面,穿过未游离的腹膜瓣部分,同时不污染镜头,不与操作器械碰撞。

在内侧部分的游离过程中,需要注意几处重要结构。如前文所提,在游离操作靠近(并且最终穿过)中线时,必须始终保证膀胱完整呈现于腹膜前。早期的内侧部分游离(包括双侧修补手术中的对侧的内侧部分游离)有助于避免膀胱损伤。如果没有留置导尿,即使限制术中补液,尿液也会持续产生,导致膀胱逐渐充盈。内侧部分的外侧界为股骨和闭孔内间隙,要尤其注意避免损伤此处的神经血管结构。

髂血管发出的小分支血管为供应耻骨的血供(也就是死亡冠血管),这些分支常在耻骨表面走行通向耻骨联合(图 8.9),游离过程中需要避免损伤,同时应记住它们的位置以避免补片放置和 / 或固定时的损伤。由于打开了 Retzius 间隙,分支血管即使少量的术中出血也会导致术后的巨大血肿,这在合并其他疾病需同时服用抗凝或者抗血小板药物或者调节血小板功能的非甾体抗炎药(NSAIDs)(如酮咯酸制剂)的患者中尤为致命。

外侧部分的游离

在外侧部分的游离过程中,首要目的是在寻找斜疝疝囊的同时,辨认和保留侧腹壁的神经血管结构。为实现以上目的,可以保留所有腹膜前脂肪并将其推向腹壁侧和会阴侧(例如,作为游离的"天花板")以及仅将腹膜拉向内侧(例如,裸化的腹膜作为游离的"地板")(图 8.10)。外侧部分的游离需避免损伤疼痛三

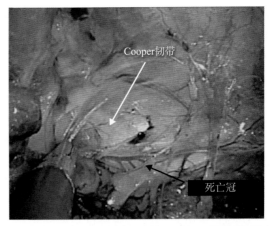

图 8.9　耻骨表面的死亡冠血管,同样可以看到骨骼表面的 Cooper 韧带

角之内的股外侧皮神经、股前方皮神经、生殖股神经的股分支以及股神经,此区域由内侧的生殖血管、表面的髂耻束以及外侧腹膜反射神经所包绕。

如果主刀发现外侧部分游离的方向或者拓展存在问题,可以将镜头退出游离的腹膜前间隙,然后用牵拉的钳子将腹膜瓣还原至其起始位置,这样可以有一个清晰的腹膜瓣的整体观,这也是 TAPP 的优点之一。某些时候,外侧部分需要进一步向下向外侧拓展,然而会被中间部分的融合平面阻挡,无法提供足够的张力,这时就应该转向中间部分的游离。

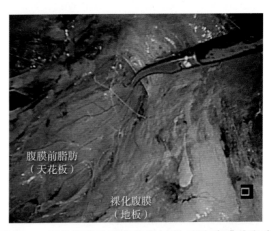

图 8.10　裸化腹膜为游离的"地板",所有腹膜前脂肪被推向"天花板",重要结构被留在会阴侧

中间部分的游离和疝囊回纳

游离中间部分需要仔细地注意腹壁下血管。正确地选择电器械，沿着腹膜和腹横筋膜下缘，同时运用钝性和锐性游离两者。当疝囊内侧缘暴露后，牵拉的钳子可以进入腹膜前平面并抓住近端疝囊，自外侧操作，将疝囊自斜疝处向外牵拉，可将其从精索上游离下来，这可在大部分病例中完成疝囊回纳。有时过长的疝囊可能导致游离困难，这时电灼后切开可能更为安全。疝囊回纳以后，游离的最后部分是将疝囊下缘和腹膜后结构分开，此时能看到输精管，将疝囊和输精管游离，继续游离腹膜至输精管从内侧穿过髂血管表面处，此处远离腹膜后结构。游离至所谓的死亡三角将完成斜疝疝囊和精索之间的游离，并且创造足够的下侧空间用于放置补片，尽管靠近髂血管，充分的下缘游离十分关键，因为下缘是腹腔镜下腹股沟疝修补术复发的最常见部位。

精索脂肪瘤的处理

需要检查精索以发现和疝伴随的腹膜后脂肪（所谓的精索脂肪瘤）（图 8.11a），脂肪瘤均应回纳以解除诸如膨出、疼痛等症状，并可以减少疝复发的可能。脂肪瘤的血供来自后腹膜沿盆腔侧壁走行的精索，大部分脂肪瘤可以回纳至补片下缘可以覆盖到的区域（图 8.11b），如果无法回纳至此区域，应考虑切除以合适地放置补片。

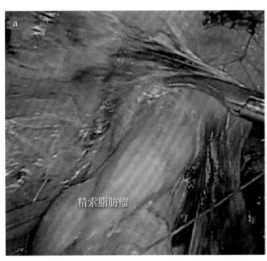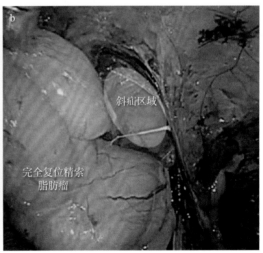

图 8.11　（a）斜疝手术中精索走行区的巨大脂肪瘤以及（b）通过牵拉回纳脂肪瘤并和精索分离

确认 MPO 的"关键检查"

在置入补片之前，我们统观整个游离区域以确保足够的腹膜前空间、全部脂肪瘤已回纳、检查是否存在出血以及估计所需补片的大小，一些作者将以上描述为评估 MPO 的"关键检查"，而我们将此作为确认游离已经完成的手术节点[7]。

放置补片

适用于腹股沟疝修补的补片选择非常广泛，包括平片和根据解剖结构塑形的补片。我们个人的偏好是根据解剖结构塑形、轻质的聚丙烯补片，以钝性抓钳夹住补片内侧缘，通过脐部穿刺孔置入，这样能快速通过穿刺器的瓣结构避免气腹漏气，并将补片放至腹膜前间隙的内侧，以第二把钝性抓钳辅助补片放置。通常我们不直接抓持补片,因为以钝性钳头移动补片比抓持更容易。

补片覆盖应超过中线（耻骨联合）以封堵 3 个可能疝出的 MPO 区域（直疝区、斜疝区和股疝区）,补片下缘必须紧贴游离腹膜瓣的最下缘、腹膜和腹膜后的移形处。补片需放置平整,不得有折叠、弯曲或皱褶（图 8.12）。

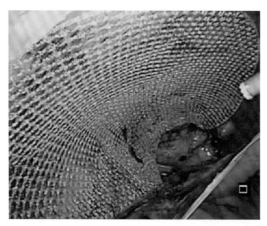

图 8.12　补片放置的最终位置,此为固定最重要的基础

为防止补片移位可予以固定,也可以仅依靠腹腔压力使其贴附于腹壁。如采用机械性固定,无论是钉枪、闭合器还是缝线,合适地置于髂耻束上方,都是减少神经损伤和术后疼痛的关键,也就是外侧固定需置于腹壁可触及区域并在髂前上棘的浅表,内下侧固定置入 Cooper 韧带内,浅表固定置于腹横筋膜和腹直肌。固定前需再次确认腹壁下血管位置以避免损伤。

黏合材料也可用于补片固定（和机械固定结合或单独使用均可）,黏合剂不仅可以防止组织穿过补片（同时也可能降低疼痛风险）,也可以使补片下缘在死亡三角和疼痛三角区域紧贴于后腹膜。此区域对于成功修补最为重要,因为关闭腹膜时下缘的卷曲（也可能就是术后早期的补片移位）被认为是下缘复发的原因。

我们建议以三枚可吸收钉固定补片,位置如下：①下内侧（Cooper 韧带）；②上内侧（腹壁下血管内侧）；③髂前上棘水平上方外侧,下缘常规以纤维黏合胶固定。

关闭腹膜

关闭腹膜的目的是以软组织包裹整张补片,防止补片粘连小肠。可以采用多种方法,包括钉枪、闭合器或缝线。避免损伤腹壁下血管的同时需保证没有缝隙能让小肠通过并进入腹膜前而发生梗阻。双侧修补术中,游离时保持中线完整可以简化对齐和再对合过程（例如,两块小瓣,而非一块大瓣）（图 8.13）。

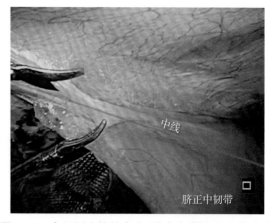

图 8.13　在双侧疝修补术中,游离腹膜瓣时,保持腹膜中线的完整性和连续性

尽管一些外科医生表示关闭腹膜的安全性取决于保持腹膜瓣位置的腹腔压力（排空气腹时以器械固定腹膜瓣,再移出器械）,但是我们绝大多数时候均会选择关闭腹膜（图 8.14）。

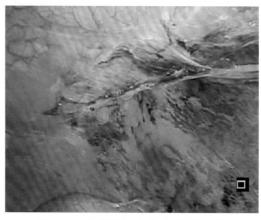

图 8.14　钉枪关闭腹膜后的最终图像

鉴于以上原因,所有的腹膜破损都必须进行修补,可采用夹闭、闭合器、圈套器或缝针缝线,但仅关闭腹膜而不能带入补片或其他后方的重要结构。髂耻束下方不可使用钉枪关闭,但是巨大的疝囊可用于覆盖这些破损,在关闭腹膜的层次将远端疝囊钉入腹壁。

手术完成

逐渐排空气腹,此过程中观察腹膜瓣和补片,确保没造成补片移位、扭曲或外露,移除穿刺器,以预先置入的缝线关闭位于中线的穿刺孔腹膜。

在合并脐疝修补的病例中,补片可以通过中线缺损置入,然后在直视下通过两个 5mm 穿刺孔钉枪固定补片,可通过合并腹腔内补片置入术,在补片上方关闭腹膜和筋膜。

术后管理

患者通过标准的术后康复流程,一般在手术当天可以出院。如有必要予以口服非甾体抗炎药（NSAIDs）或者麻醉药品止痛。尽管没有对患者严格限制负重或活动,但是建议患者如感到不适应减少体力活动。4~6 周后常规进行术后随访复查。

（康杰　译）

参考文献

1. Novitsky YW, Czerniach DR, Kercher KW, Kaban GK, Gallagher KA, Kelly JJ, et al. Advantages of laparoscopic transabdominal preperitoneal herniorrhaphy in the evaluation and management of inguinal hernias. Am J Surg. 2007;193(4):466–70.
2. Wantz GE. Giant prosthetic reinforcement of the visceral sac. Surg Gynecol Obstet. 1989;169(5):408–17.
3. Jones CM, Winder JS, Potochny JD, Pauli EM. Posterior component separation with transversus abdominis release: technique, utility, and outcomes in complex abdominal wall reconstruction. Plast Reconstr Surg. 2016;137(2):636–46.
4. Bratzler DW, Dellinger EP, Olsen KM, Perl TM, Auwaerter PG, Bolon MK, et al. Clinical practice guidelines for antimicrobial prophylaxis in surgery. Am J Health Syst Pharm. 2013;70(3):195–283.
5. Köckerling F, Bittner R, Jacob D, Schug-Pass C, Laurenz C, Adolf D, et al. Do we need antibiotic prophylaxis in endoscopic inguinal hernia repair? Results of the Herniamed registry. Surg Endosc. 2015;29:3741–9.
6. Ruhl CE, Everhart JE. Risk factors for inguinal hernia among adults in the US population. Am J Epidemiol. 2007;165(10):1154–61.
7. Daes J, Felix E. Critical view of the myopectineal orifice. Ann Surg. 2017 Jul;266:e1–2. https://doi.org/10.1097/SLA.0000000000002104.

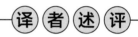

译者述评

TEP 与 TAPP 是最常见的腹股沟疝腹腔镜修补术式。其中 TAPP 经腹腔操作空间大且稳定,学习曲线相对较短,腔镜直视下可探查所有疝环缺损（斜疝、直疝及股疝）包括对侧隐匿疝,可有效避免疝遗漏,对巨大疝,特别是嵌顿疝观察处理疝内容物可靠方便。补片在腔镜下完全覆盖 MPO,可减少疝复发。但该术式也需重视其缺点如腹膜缝合不牢可能导致术后肠管疝出,肠管与补片粘连梗阻。术中需严格止血,过大的腹膜前空间的分离可能导致术后腹膜前血肿。在补片固定时应规避危险三角、疼痛三角以及死亡冠。本文详细介绍作者的操作技巧,值得借鉴。

（伍波　嵇振岭）

第 9 章
完全腹膜外疝修补术（TEP）

David J. Berler, Brian P. Jacob

导论

腹股沟疝和股疝统称为腹股沟区疝。据估计，腹股沟疝的患病率在 5%~10% 之间，男性一生中罹患腹股沟疝的风险高达 27%，而女性的患病风险约为 3%[1]。因此，腹股沟疝是最常见的、需要外科手术治疗的疾病之一。在美国每年约有 80 万例腹股沟疝手术[2]。

在 20 世纪 80 年代，利用补片进行 Lichtenstein 无张力疝修补已成为开放式手术的标准方法。然而，20 世纪 90 年代初腹腔镜手术的日益普及和发展为外科医生提供了一种新的疝修补方法。具体来说，主要有两种技术，经腹腔腹膜前疝修补术（TAPP）和完全腹膜外疝修补术（TEP）。腹腔镜修补术的优势在于与开放式手术有着相似复发率的情况下，显著降低了血清肿和血肿形成的比率，同时更容易发现其他存在的腹壁缺损。患者急性术后疼痛发生率的下降、能更快地恢复工作和日常活动，也是腹腔镜手术的优势。腹腔镜手术也有缺点：手术时间比开放式手术时间长、需要全身麻醉、学习曲线更长[3]。

本章将讨论 TEP 的适应证、技术、当前趋势、潜在并发症、陷阱和预后。

历史

Tait 是第一个采用经腹腔入路修补腹壁疝

的人。他在做其他的腹腔镜手术中，发现并进行了腹股沟疝的修补。上世纪八九十年代，腹腔镜手术得到广泛接受和改进后，腹股沟疝修补成为微创手术领域的潜在前沿。1990 年 Ger 和他的同事发表了一篇论文，描述了他们成功在腹腔镜下使用 U 型钉对 15 只患有腹股沟斜疝的动物进行了鞘状突的闭合[4]。同年晚些时候，Velez 和 Klein 发表了类似的数据，Schultz 进行了第一个已知的 TAPP 术式。McKernon 和 Laws 拓展了腹膜前补片放置的概念，并于 1993 年实施了第一个 TEP 术式。

TAPP 方法是基于一种类似于 Rives-Stoppa 修复的技术，即打开腹膜，在肌后间隙放置补片，覆盖整个肌耻骨孔[5]。TEP 方法同样放置了腹膜前补片，但整个分离过程是在腹膜外进行的。TAPP 和 TEP 在腹股沟疝修补中都是可以接受的腹腔镜技术，具体手术入路的选择取决于外科医生的经验、偏好和患者的病史。

适应证和禁忌证

腹腔镜腹股沟疝修补术通常适用于双侧疝或开放式手术后的复发疝[6]。腹腔镜手术避免了双侧腹股沟切口，一次手术即可完成双侧修复。此外，腹腔镜入路也避免了因为第一次手术和补片放置而造成解剖间隙的消失。由于减少了术后急性疼痛，缩短了住院时间，提高了患者生活质量，越来越多的外科医生进行腹腔镜疝修补，即使是单侧疝或初发疝[7]。对于熟练使用腹腔镜技术的外科医生来说尤其如此。

腹腔镜手术也有几个禁忌证。最重要的一个是由于心肺疾病导致患者无法忍受全身麻醉或气腹。相对禁忌证包括腹膜前手术史或未来拟进行的腹膜前手术，大的、慢性嵌顿的阴囊疝，以及需要进行肠切除手术的绞窄性腹股沟疝等。

TEP、TAPP、开放式修补手术

腹股沟疝修补手术是采用开放式手术还是腹腔镜手术，取决于患者的实际情况。一旦决定进行腹腔镜修补，TEP 和 TAPP 技术的选择也应该根据每个患者情况以及外科医生的经验而定。两种手术方法各有优缺点，有相应的适应证和禁忌证。

比较开放式手术和腹腔镜手术的随机临床试验相当稀少。Schrenk 等人比较了 86 例采用 Shouldice 技术（$n=34$）、腹腔镜 TAPP（$n=28$）和腹腔镜 TEP（$n=24$）的腹股沟疝患者[8]。TAPP 患者在术后 0 天（4.8 vs 6.5,6.2,$P=0.02$）和 1 天（4 vs 6,6,$P=0.01$）的术后疼痛明显减轻。而在 30 天后，患者之间的疼痛视觉模拟评分没有显著差异。在患者满意度、重返工作和日常活动的时间、镇痛药物的使用及住院时间方面，三组之间没有显著差异。TEP 和 TAPP 组美容效果明显优于开放式修复组。

2005 年 Cochrane 的一篇综述进行了 10 项比较 TAPP 和 TEP 的研究（Schrenk 的论文是唯一纳入的随机对照试验）。所有研究均为前瞻性研究，平均随访时间为 3 个月。作者发现，接受 TAPP 的患者更有可能发生内脏损伤和 Trocar 孔疝。TEP 组更容易发生中转手术。在所有纳入的论文中，TAPP 和 TEP 的成本效益没有差异[9]。

此外，文献显示 TEP 和 TAPP 在手术时间上无显著差异。虽然一般认为 TEP 是一种更快的手术，因为气囊分离器创造了腹膜前空间，后期不需要缝合腹膜，但文献并不支持这一点。在 Schrenk 研究中，TAPP 和 TEP 的平均手术时间分别为 46 分钟 vs 52.3 分钟。最近的前瞻性试验显示，TEP 和 TAPP 之间的平均操作时间没有差异[10,11]。

一般可能认为术后肠梗阻在接受 TAPP 的患者中更常见，因为该入路进入腹腔，而 TEP 入路没有破坏腹腔。2005 年瑞典的一项对 33 000 多例患者的回顾性研究发现，与开放式手术（Lichtenstein）和 TEP 相比，TAPP 术后发生肠梗阻的风险更高（RR=2.79,95%CI:1.01~7.42）[12]。但是，其中一些患者（少数）既往有腹部手术史，因此很难将术后粘连性肠梗阻单纯归因于 TAPP 技术。

由于 TAPP 使用了更常见的手术平面，与 TEP 相比更为直观。人们普遍认为 TAPP 在概念和结构上都更容易学习与培训。文献证实，根据手术次数和并发症的发生率，TEP 学习曲线接近 50 例[13]。

TEP 技术

以下是作者使用 TEP 进行腹股沟疝修补手术的一些经验。

术前按照 SCIP 方案预防性使用抗生素。在脐下作一个 10mm 的弧形切口，切开皮下组织，并分离出腹直肌前鞘。预留前筋膜缝合处。纵向切开腹直肌前鞘，稍偏离中线。这一点很重要，因为在中线切开可能会无意中进入腹膜腔。用 S 型牵开器侧拉腹直肌纤维，露出下方白色的后腹直肌鞘。通过切口置入分离球囊，在后鞘的浅层，沿前腹壁向耻骨平行移动。插入腹腔镜，在直视下膨胀气囊以创造腹膜前空间。当气囊扩张至极限后，放气并取出球囊。

然后在脐切口放置 Hasson 套管针，将腹膜前间隙充气至 15mmHg 的压力。重新插入腹腔镜，如果空间创建正确，腹直肌将位于视野的上部分；可以看到腹壁下血管。将患者以头低脚高位（Trendelenburg position）摆放后，另外放置两个 5mm 孔：一个在耻骨上方两指处，另一个在这个孔和脐孔之间。

显露和辨别解剖标志是手术的关键。首先，

显露并清理 Cooper 韧带和耻骨结节上覆盖的脂肪。用两个无损伤抓钳最容易做到这一点，将其末端紧紧地靠在骨头上，然后轻轻地将它们分开。这样，Retzius 间隙能完整暴露出来，膀胱也在这个过程中分离出来。同时直疝三角也会暴露出来。

此时注意暴露腹壁下血管，它沿着腹壁向上延伸。分离时可以使用一把钳子向前顶住，而用另一把钳子在腹横筋膜和腹膜之间的平面完成分离。这两层通常很容易分开。但发现这两层一定的融合时，必须格外小心，因为无意中可能造成腹膜撕裂，导致腹腔进气而造成腹膜前间隙的丧失。

该区域有典型的疏松结缔组织，分离不易出血。该平面位于骨盆侧壁外侧，正好位于髂前上棘内侧，其位置可经腹壁触诊确定。分离腹横肌与腹膜的间隙。这样，Bogros 间隙就得到了建立。

一旦有足够的内侧和外侧分离，清楚显露及鉴别腹股沟区的相关解剖标志，就能进行腹股沟疝的复位、修补。首先检查直疝三角，直疝可能已经在使用球囊建立空间时就已经分离出来。在腹壁下血管外侧，男性可以找到精索，女性可以看到子宫圆韧带，子宫圆韧带是可以结扎的。需要注意的是应确定髂外动脉和静脉的大致位置，避免在该区域进行解剖。

典型的腹股沟斜疝疝囊位于精索的上外侧，进入腹股沟深环。抓住精索，将疝囊与精索轻轻分开，输精管通常位于后面。用一个抓钳提起精索，另一个抓钳张开，分离提睾肌的肌肉纤维，骨骼化精索结构，从而分离疝囊和精索间隙。这有助于确定疝囊的边缘。处理精索时应尽量小心，并使用钝性分离，以避免损伤到内部结构。然后将疝囊向头侧和外侧牵引，使其远离精索。然后可以抓住疝囊头部并向头侧牵引，充分分离疝囊。可以（或应该）以类似的方式切除精索脂肪瘤。此时，股管可显露出来，如有股疝可在此处见到。

斜疝比直疝更有挑战性，如果不能将疝囊完全复位，可以结扎疝囊。通常使用腹腔镜吻合器完成这个操作，也可以使用腹腔镜圈套器或腹腔镜夹子完成。结扎近端疝囊时一定要小心，确保疝囊内没有腹腔内内容物或脏器。远端疝囊（留在腹股沟管内或阴囊内）应保持开放引流，从而避免鞘膜积液的形成。

在完成分离、显露必要的解剖固定点，将疝复位（除了精索外，没有任何东西进入腹股沟深环）后，通过脐部穿刺孔置入经过折叠的补片。补片的大小根据腹壁缺损的大小来决定，一般至少要有 10cm×15cm。该补片被平铺在肌耻骨孔上，并覆盖精索。这边需要注意的是所有的缺损和整个肌耻骨孔必须被覆盖，否则有复发的风险。通常最简单的做法是把卷起的网片放在上面，然后往下滚。在耻骨结节处置入一个单独的"锚钉"，以便将补片紧密固定在腹膜前间隙。另外，可以在 Cooper 韧带和前部进行固定。注意固定钉应避开腹壁下血管。固定钉必须位于连接耻骨结节和髂前上棘的一条线上，这样就避免了慢性疼痛综合征的发生。慢性疼痛综合征与位于这个区域的钉子有关（所谓的疼痛三角）。

如果发现对侧有疝突出，可以重复上述过程。补片应越过中线，双侧修复时应重叠。

当手术结束，放气关闭腹膜前间隙时，可在补片外侧边缘用一个抓钳（不用抓住），将补片压向骨盆侧壁。这可以防止在腹膜前间隙塌陷时补片出现折叠或移动。我们建议在缝合前对间隙进行再充气，以确认补片的位置合适并确保止血。

最后取出套管，用缝合线 8 字形缝合脐部穿刺口。男性患者应该检查睾丸，以确保它们在阴囊内。

并发症和常见陷阱

腹膜前间隙的分离是具有挑战性和未知性的。充分游离显露整个肌耻骨孔并识别所有的疝是很重要的。因为在腹腔镜手术中有 15% 的真疝被漏诊，从而导致"复发"[14]。

在中线后的耻骨联合 Retzius 间隙进行解

剖,是为了将膀胱向后分离,最大限度地扩大操作空间,避免医源性损伤。早期膀胱损伤通常表现为膨胀的膀胱突然减压或漏尿。膀胱损伤应采用可吸收缝线两层缝合,必要时可以另外打孔协助操作。复杂的泌尿系损伤和尿道损伤需要开放式手术和泌尿系修复,术后应留置导尿管。遇到疝较大累及膀胱时,既往腹膜前手术史(包括 TEP 史),或手术医师或助手处于学习曲线早期时,术前应仔细考虑放置留置导尿管以避免此并发症。

内侧的解剖包括腹壁下血管和 Cooper 韧带之间的间隙。出血是 TEP 中一种潜在的危及生命的手术事件,其中腹壁下血管损伤是最常见的。损伤可能发生在手术的任何时段。分离气囊的膨胀可能会导致这些血管的小分支被扯断,这在腹腔镜插入时即可看到,表现为聚积在视野中的血液。在这种情况下,我们建议立即放置两个额外的套管针,冲洗腹膜前间隙,并清除血肿以确定出血区域。或者使用双手,压迫下腹部,这样就可以夹住、烧灼或结扎出血血管。在内侧分离过程中,类似的策略可以有效地治疗腹壁血管出血。

输精管和精索血管之间有髂总血管,构成了所谓的死亡三角。可以通过观察腹膜层下面的强烈搏动来确定血管的位置。由于血管的损伤会导致可能致命的大出血,故所有的分离和操作都应该避开这个区域。一旦损伤髂血管应立即剖腹探查并修补血管。

腹股沟斜疝疝囊的剥离和复位需要将精索和深环分离。此处应该避免电刀烧灼,尽量使用钝性解剖。处理精索不当可导致提睾肌或睾丸血管损伤和 / 或血肿形成,从而导致睾丸萎缩或睾丸炎。如果发生输精管横断,特别是年轻患者,即使是单侧损伤,也应进行端端吻合术修复,必要时需中转开放式修复。肠道损伤极少见,但是一旦发生,需要剖腹探查,修补损伤肠管,有时需要肠管切除。

在分离疝囊时可能发生腹膜的无意间的撕裂,导致腹腔内充气造成腹膜前间隙的操作区域的丧失。可在 Palmers 点插入穿刺针放气,恢复腹膜前间隙。任何腹膜撕裂都应在手术结束时用夹子修补,以避免出现早期小肠梗阻以及将来可能出现的大网膜或内脏疝入。

另外较少提及的术中并发症还有补片固定导致的神经损伤。分离出 Bogros 的外侧间隙,超出髂前上棘,就能暴露出疼痛三角及其神经(髂腹股沟、髂腹下和股外侧皮神经)。无论是在分离间隙还是固定枪钉过程中,都可能损伤这些神经,从而造成慢性腹股沟疼痛。建议不要在这个位置固定以避免这种并发症的发生。一旦发生,主要治疗方法有去除造成损伤的枪钉并用局麻药浸润受损的神经。但这些措施并不一定能阻止术后慢性疼痛综合征的发生。神经损伤的唯一有效的治疗方法是预防,包括仔细解剖和选用合适的固定方法来固定补片。研究人员一直致力于开发自粘网或生物胶来完全取代枪钉固定,以避免神经损伤[15]。回顾性研究的早期结果显示,使用这些固定方法在术后复发、疼痛和患者满意度方面似乎很有效[16,17]。

(张炜宇 译)

参考文献

1. Kingsnorth A, Leblanc K. Hernias: inguinal and incisional. Lancet. 2003;362(9395):1561–71.
2. Scott NW, Mccormack K, Graham P, Go PM, Ross SJ, Grant AM. Open mesh versus non-mesh for repair of femoral and inguinal hernia. Cochrane Database Syst Rev. 2002;(4):CD002197.
3. Jacob BP, Ramshaw B. The SAGES manual of hernia repair. New York: Springer; 2012.
4. Ger R, Monroe K, Duvivier R, Mishrick A. Management of indirect inguinal hernias by laparoscopic closure of the neck of the sac. Am J Surg. 1990;159(4):370–3.
5. Schultz L, Graber J, Pietrafitta J, Hickok D. Laser laparoscopic herniorrhaphy: a clinical trial preliminary results. J Laparoendosc Surg. 1990;1(1):41–5.
6. McCormack K, Wake B, Perez J, Fraser C, Cook J, McIntosh E, Vale L, Grant A. Laparoscopic surgery for inguinal hernia repair: systematic review of effectiveness and economic evaluation. Health Technol Assess. 2005;9:1–203, iii–iv.
7. Dedemadi G, Sgourakis G, Karaliotas C, Christofides T, Kouraklis G, Karaliotas C. Comparison of

laparoscopic and open tension-free repair of recurrent inguinal hernias: a prospective randomized study. Surg Endosc. 2006;20(7):1099–104.

8. Schrenk P, Woisetschläger R, Rieger R, Wayand W. Prospective randomized trial comparing postoperative pain and return to physical activity after transabdominal preperitoneal, total preperitoneal or Shouldice technique for inguinal hernia repair. Br J Surg. 1996;83(11):1563–6.

9. Wake BL, Mccormack K, Fraser C, Vale L, Perez J, Grant AM. Transabdominal pre-peritoneal (TAPP) vs totally extraperitoneal (TEP) laparoscopic techniques for inguinal hernia repair. Cochrane Database Syst Rev. 2005;(1):CD004703.

10. Krishna A, Misra MC, Bansal VK, et al. Laparoscopic inguinal hernia repair: transabdominal preperitoneal (TAPP) versus totally extraperitoneal (TEP) approach: a prospective randomized controlled trial. Surg Endosc. 2012;26(3):639–49.

11. Gong K, Zhang N, Lu Y, et al. Comparison of the open tension-free mesh-plug, transabdominal preperitoneal (TAPP), and totally extraperitoneal (TEP) laparoscopic techniques for primary unilateral inguinal hernia repair: a prospective randomized controlled trial. Surg Endosc. 2011;25(1):234–9.

12. Bringman S, Blomqvist P. Intestinal obstruction after inguinal and femoral hernia repair: a study of 33,275 operations during 1992-2000 in Sweden. Hernia. 2005;9(2):178–83.

13. Jones DB. Master techniques in surgery: hernia. Philadelphia, PA/London: Lippincott Williams & Wilkins; 2012.

14. Ryan EA. Recurrent hernias: an analysis of 369 consecutive cases of recurrent inguinal and femoral hernias. Surg Gynecol Obstet. 1953;96:343–54.

15. Lomanto D, Katara AN. Managing intra-operative complications during totally extraperitoneal repair of inguinal hernia. J Minim Access Surg. 2006;2(3):165–70.

16. Mangram A, Oguntodu OF, Rodriguez F, et al. Preperitoneal surgery using a self-adhesive mesh for inguinal hernia repair. JSLS. 2014;18(4):e2014.00229.

17. Berney CR, Yeo AE. Mesh fixation with fibrin sealant during endoscopic totally extraperitoneal inguinal hernia approach: a review of 640 repairs. Hernia. 2013;17(6):709–17.

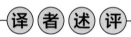

译 者 述 评

　　腹腔镜下腹股沟疝修补术主要有两种术式，一种是 TAPP，另一种是 TEP。两者和开放式手术的远期效果没有明显的差别。TEP 在腹膜前间隙操作，器械不进入腹腔内，因而腹膜粘连、内脏损伤等并发症相对较少。但是，TEP 技术要求高，适应证相对较为局限。一般要求掌握 TAPP 以后再学习 TEP。TEP 学习曲线需要 50 例左右。随着技术的进步以及对腹股沟区膜解剖的了解，TEP 也可以处理复发、嵌顿、困难的腹股沟疝。对于简单的腹股沟疝，TEP 已经被一些指南列为首选术式。

（张炜宇　嵇振岭）

第 10 章
机器人腹股沟疝手术：理由和方法

Gregory J. Mancini, Dennis R. Van Dorp

微创腹股沟疝手术

在微创手术领域，腹腔镜下腹股沟疝手术一直是个非常有争议的话题。在过去的 20 年里，开放式手术和腹腔镜下腹股沟疝手术之间的争论愈加激烈。很少有外科手术方式在经历大量的口头辩论、文献研究及随机临床试验后，仍未解决相关的临床争议。主要原因与其费用、手术时间、预后和慢性疼痛等的数据不一致有关。在此期间，又开展了机器人腹股沟疝修补术。对于赞成开放式手术的外科医师来说，机器人腹股沟疝修补相当于外科异端邪说。而支持腹腔镜手术的外科医师认为，机器人设备是一种昂贵且冗余的工具，对手术没有什么帮助。尽管如此，这两个阵营的外科医师都发现了机器人手术的价值，并将其应用于腹股沟疝手术。

资料显示，美国只有 17%~22% 的腹股沟疝修补是通过腹腔镜进行的，采用的是完全腹膜外疝修补术（TEP）或经腹腔腹膜前疝修补术（TAPP）。这意味着近 80% 的腹股沟疝是通过开放式手术修补的。自 20 世纪 90 年代开展腔镜下疝修补术以来，尽管普外科的住院病例数在增加，同时每年也增加了 100 多名接受微创外科培训的医生，但每年腹腔镜下疝修补技术的采用率仍然不到 1%。一些人认为支持腹腔镜下腹股沟疝修补术的结果数据是微不足道的；然而，类似的结果数据支持使用腹腔镜下阑尾切除术，目前超过 80% 的阑尾切除术是通过腹腔镜进行的。TEP 和 TAPP 的学习曲线估计在 50~150 例之间。一些人认为这可能是导致其开展缓慢的一个因素；然而，其他技术复杂的手术，如腹腔镜下胃旁路手术，已经占统治地位，基本上只有发生相关并发症时才考虑中转开放式手术。还有人指出增加的系统操作成本和较低的手术回报是限制外科医师采用的一个因素。通常认为，机器人操作平台学习曲线较短，可能有助于克服腹腔镜下腹股沟疝修补术的一些技术困难。如果外科医生应用时可以在降低成本的同时产生高质量的成果，就可以证明机器人系统的价值。

当前已出版的资料

近年来，机器人辅助腹股沟疝修补术引起了人们的兴趣。机器人操作平台目前主要用于妇科和泌尿外科手术，在普外科手术中已越来越受欢迎，特别是上消化道、胆道、减重和结直肠手术[1]。由于其卓越的成像、精确度、准确性和关节能力，普通外科的医生对利用机器人技术进行腹股沟疝修补术很感兴趣；然而，由于成本原因，该技术发展缓慢[1]。有趣的是，报告的第一例机器人辅助腹股沟疝修补术是由泌尿外科医生在行机器人前列腺切除术时一起完成的[2-6]。之后，机器人辅助腹股沟疝修补术越来越受欢迎，大多数外科医生采用经腹腔腹膜前的方式进行修补，类似于腹腔镜 TAPP 手术。

由于这是一种相对较新的技术，关于预后

的文献很少。早期小规模人群研究表明,该技术并发症发生率较低[7-12]。一项研究跟踪了一名外科医生从腹腔镜 TEP 手术过渡到机器人 TAPP(Robotic transabdominal preperitoneal, rTAPP)手术的经历[12]。该系列研究回顾性分析了 157 名接受腹腔镜 TEP 手术的患者和 118 名接受 rTAPP 手术的患者。在研究初期,两组的手术时间都较长,随着完成的病例数增加,手术时间逐渐缩短。最终两组手术时间无显著差异,单侧和双侧疝修补均是如此。平均手术时间几乎相同,约为 69 分钟。该研究还表明术后 1 年两组患者腹股沟区疼痛、血清肿或疝复发率无显著差异。其中每组有 2 个血清肿患者[12]。然而,这项研究没有分析两组之间的成本效益或疼痛评分。

在回顾文献时发现,其他研究也表明 rTAPP 修补的并发症发生率较低。最常见的并发症是术后血清肿和血肿,在该研究的前半部分患者中,这些并发症的发生率从 0 到 20.5% 不等,改进手术技术之后,这一比例降至 1.7%[7,10]。绝大多数患者在手术当天出院回家,过夜住院是由于合并症或社会因素[7,10,12]。只有 2 名患者报告了慢性疼痛[11,12]。

一项 63 例患者系列研究直接比较了 39 例机器人手术和 24 例腹腔镜 TAPP 的成本效益和长期预后[8]。该研究对腔镜组使用固定装置来固定补片;对机器人手术组使用了自粘补片。分析发现,尽管机器人修补的操作时间稍长,两组的直接成本几乎相同。成本差异不大的原因在于机器人组患者在复苏室的时间减少,因此,可以更快地出院回家。研究还发现,机器人组患者相比腹腔镜组患者术后疼痛更轻,7/39 的患者手术后完全无痛,这归因于机器人组手术避免了枪钉的使用,以及由于机器人平台提供的固定支点减少了套管部位的创伤。最终分析显示两组之间没有显著差异,直接成本和利润贡献相同[8]。

随着外科医生在机器人辅助下进行 TAPP 的经验积累,手术时间、成本效益无疑会改善。随着达芬奇手术机器人 Xi 系统的引进,器械对接显得更为容易。机器人辅助 TAPP 的早期研究表明,其成本可能不像之前认为的那么高,新的自粘补片消除了固定装置的成本,再加上取消了气囊剥离器,成本相比腹腔镜手术可能会降低或持平[9,13]。

哪些腹股沟疝患者应选择机器人手术？

患者选择

当开展机器人辅助腹股沟疝手术时,很难判定哪些患者将从这项技术中受益。虽然 rTAPP 的学习曲线很短,尤其是有腹腔镜手术经验的外科医生,但是病例的选择是一个重要的考虑因素。无合并症的单侧腹股沟疝是很好的应用案例。然而,似乎是误用了机器人平台,一些医疗机构可能会禁止这类患者的应用,尽管在多次复发疝、高身体质量指数或既往补片并发症等复杂病例中,缩短机器人腹股沟疝手术的学习曲线更困难。我们对机器人腹股沟疝手术的尝试是作为同时进行的其他机器人手术的辅助开始的。在进行清洁的泌尿外科或妇科机器人手术时,进行机器人腹股沟疝修补,可以获得机器人腹股沟疝手术的简单技能,同时也以更加经济、有效的方式利用了机器人平台。

另一个可能从机器人修补术中获益的是复杂疝患者。有人戏说机器人可能会让一个平庸的外科医生变得更好,但我们认为,机器人的价值应该是让所有外科医生更容易处理疑难病例。在腹股沟疝患者中,复杂的病例会有更差的结局,这包括病态肥胖、巨大阴囊疝和多次复发的疝。没有数据表明在这些患者群体中机器人手术比其他方式手术的效果更好,但有临床改进的空间。虽然在最困难的病例中练习使用机器人手术是不可取的,但该系统的真正价值可能在复杂的病例中最为显著。

成本控制策略

由于成本一直是机器人应用的限制因素,

成本控制策略可以帮助外科医生和管理者进行财务管理，从而产生合理的成本。与腹腔镜手术中可拆卸的一次性器械和附件相比，机器人平台内置可重复使用的器械有助于降低成本。如气囊剥离器、枪钉和金属夹之类的器械价格昂贵，但在进行机器人腹股沟疝手术时通常不需要这些器械，从而降低了机器人手术的总体成本。此外，在患者中选择性地使用机器人器械对降低每个病例的成本可以产生重大作用。我们通常将每个病例中可重复使用的器械限制为 3 个：抓钳、电钩和持针器。限制器械的使用还有一个额外的好处，那就是减少手术时间和提高效率，因为每个病例的器械更换次数更少。

TAPP 基础

机器人腹股沟疝修补源于经腹腔腹膜前疝修补术（TAPP），其套管的位置、分离平面、补片的定位和固定以及腹膜内层的闭合都与 TAPP 相似。开展 rTAPP 最多的是那些已经精通 TEP 或 TAPP 的外科医生。这与那些直接转向机器人腹壁疝手术的医生不同，如开放式手术和腹腔镜下腹壁疝手术的医生代表的群体存在不同一样。腹腔镜外科医生转向机器人手术的期望在于三维光学提供的改进型视野、机器人操纵台提供的增强人体工程学的姿势和手臂位置，以及拥有 7 个维度自由活动的机器人手臂提供的缝合的简易性。进行腹腔镜 TAPP 手术时，摄像头通常位于中间套管，外科医生站在患者旁边并平行于患者，面对患者的足侧，促使外科医生将双臂伸向患者，并以伸展的"斗牛士"姿态进行操作。或者，可将摄像头移至疝修补侧的戳孔，以减少手臂伸展，并利用脐部戳孔作为操作孔。TAPP 的这种紧张姿势被认为是许多外科医生偏爱 TEP 技术的主要原因。此外，用腹膜闭合来覆盖补片具有难度，因为腹腔镜下缝合带来了人体工程学的挑战，并且使用枪钉会增加术后疼痛和每个病例的费用。

机器人手术

患者体位

房间布置和患者体位可能取决于外科医生使用的机器人型号。对于 S 型和 Si 型机器人，如果使用平行对接的方法，患者可以取截石位，在双下肢之间对接，或者取仰卧位。双下肢之间的对接使摄像机和机械臂在指定的"最佳位置"内获得最佳定位，而平行对接提供了简化且更安全的设置模式。我们更倾向于平行对接法，因为该方法可以节省近 30 分钟的时间，这是在手术开始和结束时取安全的截石位所需要的时间。Xi 型机器人使这种效率适应性的争议变得毫无意义，因为平台的侧面对接和患者侧推车的旋转吊杆使截石位变得没有必要。患者可以舒适地仰卧，双臂收拢并头低脚高位的倾斜（图 10.1）。

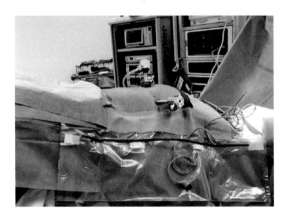

图 10.1　图像显示，患者处于仰卧位，双臂收拢，并处于头低足高位（Trendelenburg position）

套管位置

机器人手术套管的放置类似于 TAPP 套管位置。机器人平台与目标组织之间需要更大的距离（约 20cm），这意味着镜头和操作臂套管通常位于脐部上方的平行线上（图 10.2）。对于躯干较短的患者，我们将套管向头侧移至上腹部和肋下位置。套管的尺寸取决于所使用的机器人平台。S 型机器人通常使用一个 12mm 的脐上套管作为镜头端口，两个 8mm 的套管平行放置在镜头端口两侧各 10cm 处（图 10.3）。Xi 型机器人使用统一的 8mm 器械；因此，补片和缝针的选择可能会影响使用的便利性。更大的补片和缝针可能更难进入腹部。为了便于将它们置入腹部，我们首先在镜头位置放置一个 12mm 的套管，补片和缝针通过该套管置入腹腔。然后，我们将一个 8mm 的套管穿过这个 12mm 的套管，以利于机械臂的对接和随后 8mm Xi 平台镜头的放置（图 10.4）。另外两个 8mm 的戳卡平行放置在两侧。

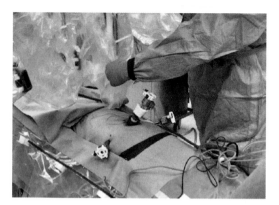

图 10.4　图像显示为了适应 Xi 平台，8mm 套管置入 12mm 的 Hasson 套管

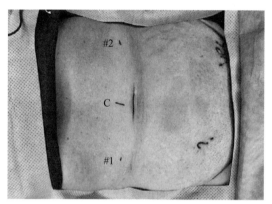

图 10.2　图为 rTAPP 套管的位置，在骨盆的侧方有皮肤标记

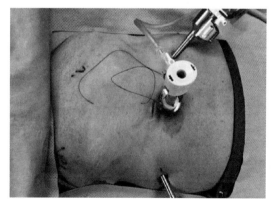

图 10.3　图为对接前套管的放置

器械

随着外科医生开始在机器人平台学习，使用多种器械和各种终端处理器来完成手术成为

一种趋势。这种趋势归因于从开放手术和腹腔镜手术中学习到的习惯的转移，在开放式手术和腹腔镜手术中，所有的器械都从一个托盘（常规套装）中提供，并且不管使用情况如何，在每次手术后都要重新消毒。相反，机器人器械是单独处理的，使用次数 1~15 次不等。这种（定制式）方式对病例的成本和效率都有重大影响。从机器人外科医生的角度来看，在手术过程中更换器械会耗费系统的使用时间和费用。我们将 rTAPP 过程中使用的器械数量减少到 3 个。在大多数情况下，我们左臂使用抓钳，右臂使用电钩操作，包括放置补片。然后用持针器替换电钩，缝合腹膜。在复杂病例中，我们可以把电钩换成第二个抓钳。

机器人效率和故障排除

当使用机器人平台治疗腹股沟疝时，手术时间和手术效率是重要的考虑因素。大多数机构的多个外科专科对机器人的使用率很高，所以时间和机会往往是宝贵的资源。我们发现了几个手术技巧，提高了我们机器人腹股沟疝手术的效率。镜头和器械位置的交换在机器人手术中无声地消耗时间。由于大多数情况下都使用到补片和缝线，且两者都需要通过镜头端口放置，我们发现在手术开始时就将补片和缝线放置到腹部会加快手术进程。就其本身而言，移除镜头以放置补片和缝线是耗时的，更不用

说每次镜头更换后伴随的额外镜头清洁和前端
除雾。从手术开始就将补片和缝线放入腹部，
不会干扰疝囊剥离。

　　患者体位和房间布置是机器人手术中另一
个无声的消耗时间步骤。它们本身并没有增加
实际的手术时间，而是增加了手术患者之间的
衔接时间。简化房间布置和患者体位摆放减少
了布置和搬运的时间。这一观念的关键是将患
者置于仰卧位，双臂收拢，避免使用截石位，因
为截石位需要将下肢重新摆放和手术台重新布
置，这明显增加了每个病例的时间。在 Si 型机
器人平台上，仰卧位需要平行的侧方对接，而不
是双下肢之间的对接。带有旋转吊杆的新 Xi
型机器人平台解决了对接难题，并且操作简便。

　　在腹股沟疝修补完成时缝合腹膜是使用机
器人进行腹股沟疝修补的优势之一。机械臂
的 7 个维度的自由活动度使闭合简易且质量可
靠，消除了腹腔镜手术中最困难的操作部分。
由于腹腔镜手术中缝合的复杂性，许多外科医
生将腹膜钉合而不是缝合，以节省时间和减少
失败的概率，但这增加了每个病例的经济成本。
我们发现使用机器人缝合腹膜时，从内侧到外
侧的方向缝合更容易，因为腹直肌后鞘具有完
整性，可以使缝线保持一定张力。我们在 SH
或 CT-2 缝针上使用便宜的 2-0 薇乔（Vicryl）缝
线。一些使用机器人的外科医生更青睐于用倒
刺线进行腹膜缝合，但是暴露的倒刺线可能会
黏附在肠道上而导致术后肠梗阻[11]。

　　对机器人腹股沟疝手术中遇到的常见问题
进行故障排除对节省手术时间有重要影响。在
整个操作过程中，镜头雾化以及镜头更换会使
外科医生感到厌烦。预热、除雾和最大限度地
减少镜头更换可以减少镜头雾化。腹膜撕裂是
rTAPP 解剖过程中的常见现象，尤其会在手术
医生的经验不足时发生。这可能需要额外缝合
或 Z 形腹膜成形术来确保覆盖补片。此时，你
会庆幸机器人缝合的简易性。在腹膜无法修复
并覆盖补片的情况下，可以使用具有微孔层的
腹膜内补片。这在以前进行过补片修补或开放
式骨盆手术的患者中可能会遇到。总而言之，

制定常见问题的故障排除计划将使手术步调保
持正常并按时进行。

Si 型与 Xi 型机器人平台的问题

　　2017 年，达芬奇手术系统（直觉外科公司，
加利福尼亚州森尼韦尔，美国）是美国市场上
唯一一个经 FDA 批准的机器人手术操作系统。
随着几个竞争对手正在寻求进入外科手术机器
人市场，这种情况可能会在 2018 年底或 2019
年发生变化。2014 年，Xi 型号的机器人投放市
场，该机器人平台对 S 型系列机器人进行了几
次更改和升级。新的 Xi 型机器人平台主要聚
焦在增加外科医生在腹部多个象限操作的便利
性。如今大多数受训的普通外科医生可能首选
在 Xi 机器人平台上接受培训，S 型机器人平台
只作为次要选择。对于那些在 S 型机器人平
台上进行操作的外科医生来说，Xi 型号存在重
大的变化，使用前应该在模拟实验室进行培训。
虽然外科医生的操作台是一样的，但迅速发展
的床旁推车的完全重新设计会影响套管的放
置、手术台的位置和对接程序。

　　关于 rTAPP，Xi 型机器人平台的使用意
味着重新考虑将补片和缝线置入腹部的方式，
因为它是基于所有直径为 8mm 的套管。我们
解决这个问题的方法是在脐部上方放置一个
12mm 的 Hasson 套管，并将 8mm 的套管置入
其中（图 10.4）。此外，迅速发展的床旁推车和
新的定位系统解决了 Si 型机器人平台平行对
接的难题。手术台控制系统与机器人平台的集
成意味着无需将机器人移出 Xi 型机器人平台
即可改变患者的位置。一旦对接并置入器械，
外科医生在 Si 型机器人平台和 Xi 型机器人平
台上的操控都会具有熟悉的经验。

总结

　　基于 TAPP 术式的机器人腹股沟疝修补术
越来越受欢迎。开展该手术的医生一部分来自
从事腹腔镜下腹股沟疝手术的外科医生，但更

多的是从事开放式腹股沟疝修补的外科医生。尽管还没有成本、预后等有价值的数据比较，但这两部分医生均在开展 rTAPP。rTAPP 可能会缩短在腹腔镜平台上受挫的外科医生的学习曲线。机器人技术增强了人体工程学、光学和控制功能，使外科医生感觉他们正在进行更高质量的手术。由于腹股沟疝是最常见的普通外科手术之一，需要收集大量数据以评估机器人平台在腹股沟疝手术中的价值。其最大的价值可能是对复杂的疝患者进行机器人手术。随着机器人市场引入竞争机制，价格定位方式可能会发生变化。竞争可以推动创新和成本结构优化，这可能有利于整个医疗体系，将从根本上改变未来人们对机器人手术的看法。

（翁怀玉　杨治力　译）

参考文献

1. Hussain A, Malik A, Halim MU, Ali AM. The use of robotics in surgery: a review. Int J Clin Pract. 2014;68(11):1376–82.
2. Collins JN, Britt RC, Britt LD. Concomitant robotic repair of inguinal hernia with robotic prostatectomy. Am Surg. 2011;77(2):238–9.
3. Joshi AR, Spivak J, Rubach E, Goldberg G, DeNoto G. Concurrent robotic trans-abdominal pre-peritoneal (TAP) herniorrhaphy during robotic-assisted radical prostatectomy. Int J Med Robot. 2010;6(3):311–4.
4. Lee DK, Montgomery DP, Porter JR. Concurrent transperitoneal repair for incidentally detected inguinal hernias during robotically assisted radical prostatectomy. Urology. 2013;82(6):1320–2.
5. Finley DS, Savatta D, Rodriguez E, Kopelan A, Ahlering TE. Transperitoneal robotic-assisted laparoscopic radical prostatectomy and inguinal herniorrhaphy. J Robot Surg. 2008;1(4):269–72.
6. Ito F, Jarrard D, Gould JC. Transabdominal preperitoneal robotic inguinal hernia repair. J Laparoendosc Adv Surg Tech A. 2008;18(3):397–9.
7. Engan C, Engan M, Bonilla V, Dyer DC, Randall BR. Description of robotically assisted single-site transabdominal preperitoneal (RASS-TAPP) inguinal hernia repair and presentation of clinical outcomes. Hernia. 2015;19(3):423–8.
8. Waite KE, Herman MA, Doyle PJ. Comparison of robotic versus laparoscopic transabdominal preperitoneal (TAPP) inguinal hernia repair. J Robot Surg. 2016;10(3):239–44.
9. Escobar Dominguez JE, Ramos MG, Seetharamaiah R, Donkor C, Rabaza J, Gonzalez A. Feasibility of robotic inguinal hernia repair, a single-institution experience. Surg Endosc. 2016;30(9):4042–8.
10. Arcerito M, Changchien E, Bernal O, Konkoly-Thege A, Moon J. Robotic inguinal hernia repair: technique and early experience. Am Surg. 2016;82(10):1014–7.
11. Iraniha A, Peloquin J. Long-term quality of life and outcomes following robotic assisted TAPP inguinal hernia repair. J Robot Surg. 2017. doi:https://doi.org/10.1007/s11701-017-0727-8.
12. Kudsi OY, McCarty JC, Paluvoi N, Mabardy AS. Transition from laparoscopic totally extraperitoneal inguinal hernia repair to robotic transabdominal preperitoneal inguinal hernia repair: a retrospective review of a single surgeon's experience. World J Surg. 2017;41(9):2251–7.
13. Escobar Dominguez JE, Gonzalez A, Donkor C. Robotic inguinal hernia repair. J Surg Oncol. 2015;112(3):310–4.

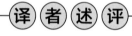

译 者 述 评

随着内镜技术的发展，机器人手术操作系统也正逐渐进入外科手术领域。机器人操作平台在泌尿外科、妇科、普外科领域已得到推广与应用，但目前应用在腹股沟疝手术上尚存在争议，在中国主要是认为成本太高，"杀鸡用牛刀"。随着机器人操作系统在复杂疝手术中的优势得以显现，以及机器人平台的功能改进和竞争带来更低的价格，利用机器人平台开展腹股沟疝手术可能在未来会成为一项受欢迎的选择。

（樊友本　嵇振岭）

第 11 章
腹腔镜股疝修补术

Benjamin Carr, Dana Telem

介绍

　　腹腔镜股疝（femoral hernia，FH）修补术是现代普通外科医师的一项基本技能。股疝约占腹股沟疝的 3%~5%。美国每年要开展 50 000 例 FH 修补术，其中约 65% 是女性；虽在女性人群中，腹股沟疝（inguinal hernia，IH）仍较股疝更为常见（75%IH vs 25%FH），但股疝仅占男性疝的 1%。股疝的危险因素与腹股沟疝相似，包括高龄、吸烟、慢性肺部疾病、家族史、胶原血管疾病、腹膜透析和身体质量指数较低。

　　股疝不如腹股沟疝常见，但更容易发生嵌顿。高达 45% 的股疝会在诊断后的 2 年内出现嵌顿，大约有 40% 的股疝是在嵌顿时被发现的。一项瑞典的研究报道，超过 1/5 的急诊股疝修补需要同时行肠切除术，其死亡风险是非急诊股疝修补术的 10 倍。因此，一旦确诊股疝就应行修补术。

　　但是仅通过查体来诊断较小的股疝是非常困难的。股疝是指腹膜及腹腔内容物穿过腹股沟韧带下方和股血管内侧后突入股管的现象。某些患者可能会出现体表隆起或不适，但大多数患者在出现梗阻或绞窄之前，往往是无症状的。通过 CT 横截面成像也可以显示出股疝。

　　在临床实践中，股疝通常是在手术中被发现的。要么是在治疗嵌顿时发现，要么是在腹股沟疝修补时偶然发现。即使在已接受腹股沟疝修补的患者中，股疝也常常被漏诊。丹麦的

一项研究显示，接受"复发腹股沟疝"修补的女性中约有 40% 患有股疝。因此，实施腹股沟疝修补时，外科医生必须彻底检查腹股沟疝的所有可能的突出部位，包括腹股沟管、股管和闭孔管（图 11.1）。

　　尽管对股疝保持警惕，股疝也很难被识别，术中必须注意充分暴露和检查肌耻骨孔。

技术现状

　　由于股管的暴露需要在腹股沟下方解剖或切断腹股沟韧带，在引入腹腔镜技术之前，人们很难识别股疝。回顾历史，股疝的开放式修补主要包括以 Cooper 韧带为基础的修补术，和一系列基于补片的手术方式（网塞和网片、腹膜前 Kugel 网片、双层网片）。

　　目前腹股沟疝首选腹腔镜下完全腹膜外疝修补术（TEP）或经腹腔腹膜前疝修补术（TAPP）。除了腹股沟管外，腹腔镜还能很好的显露股管（图 11.2），无论股疝是在术前已诊断还是在腹股沟疝修补术中偶然发现，其推荐术式都是腹腔镜修补术。

　　出于这个原因，腹股沟疝修补的主流趋势是将补片的覆盖范围扩大到股管的位置。股疝修补所需补片的形状、材质和固定方法都可以轻松地从腹股沟疝修补上套用。

　　近期有学者定义了腹腔镜下腹股沟疝解剖的"关键视图"，主要是界定了以放置补片为目的的标准分离边界：术中应暴露 Hesselbach 三

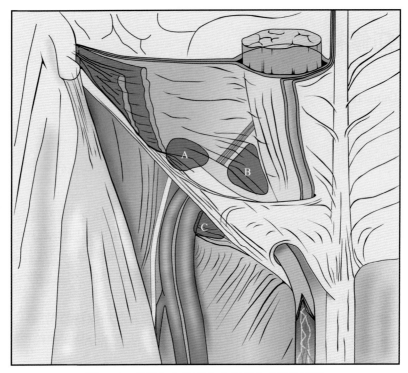

图 11.1　斜疝（A）、直疝（B）、股疝（C）的前面观

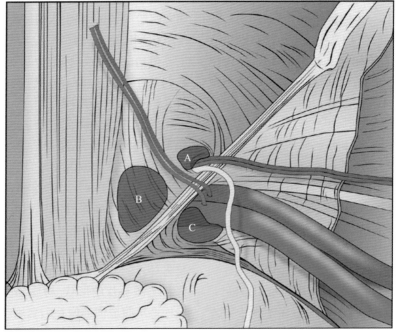

图 11.2　斜疝（A）、直疝（B）和股疝（C）的腹腔镜视图

角、耻骨结节、Retzius 间隙、髂血管、腰大肌和髂前上棘等结构。术者应将疝囊从腹股沟管上完全剥离，并将其与精索及血管结构完全分开。

管理策略与操作技巧

由于股疝有嵌顿风险，在确诊后均应予以修复。

股疝修补术的术前准备、定位、入路和分离应遵循其他腹股沟疝修补术的既定原则（见第 8、9 和 10 章）。

无论是 TEP 还是 TAPP 都可以充分显露股疝，故股疝的修补应采用外科医生最熟悉的腹腔镜技术。如果这台手术的目的是修补腹股沟疝，应在修补腹股沟疝的同时，显露股管以排除股疝的存在。股管显露不完全可能会导致股疝的漏诊，将来有嵌顿的风险。

股管的充分显露应遵循暴露肌耻骨孔的原则。特别的是，为了能有足够的空间在膀胱前放置补片，应向内侧解剖至耻骨结节，再向后下方延伸至少 2cm 到达 Retzius 间隙。股管的内侧界是腔隙韧带，显露时应辨别并避免损伤

"死亡冠"血管。股管的前界是腹股沟韧带，后界是 Cooper 韧带，外侧界是股静脉。充分剥离股环会使腹膜返折远离股管口，暴露了内侧的膀胱脂肪及外侧和近端的股血管。

由于股环的直径较小，股疝比腹股沟疝更难复位。少数情况下，需要小心地切开腔隙韧带、髂耻束或腹股沟韧带以松解股环，或需要在腹股沟下方的大腿做切口，来剥离粘连的疝囊。

补片的选择取决于外科医生的偏好。我们倾向于使用预成型的凹形聚丙烯或聚酯网片。这类网片放置简单，又可以很好地覆盖所有可能的疝缺损部位。许多外科医生习惯将补片固定在内侧。一般是使用缝线或钉枪，将补片固定在耻骨上方的 Cooper 韧带上。不过最新研究表明，使用胶水固定网片也是十分有效的。与其他固定方法相比，在复发率无差异的同时，减少了术后疼痛的发生。也观察到自固定网片有类似的结果。植入补片的要点是补片紧贴着骨盆和腹壁平滑展开，使其长轴完全覆盖住腹股沟管、股管和闭孔管（图 11.3）。其内侧缘需紧贴着膀胱前方的耻骨结节，外侧缘需向外延伸直至超过髂前上棘。

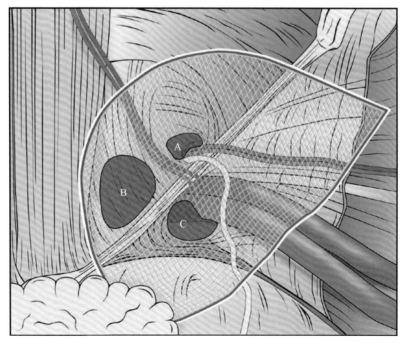

图 11.3　补片覆盖直疝（A）、斜疝（B）和股疝（C）的腹腔镜视图

结论

在腹股沟疝修补的过程中偶尔会发现股疝，可以是既往腹股沟疝修补后出现的"复发"疝或是未嵌顿/已嵌顿的一个独立疝。幸运的是，腹腔镜技术可以出色地暴露股管，同时已经确立的腹股沟疝修补流程也可以很容易地应用在股疝的治疗上。外科医生必须对股疝有警惕性，在修补腹股沟疝时注意充分检查，并使用补片覆盖所有可能的缺损。

（王晶敏　译）

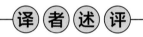

股疝不如腹股沟疝常见，且嵌顿的比例大

得多。急诊嵌顿股疝有时合并肠坏死，需同时行肠切除术。在引入腹腔镜技术之前，股疝诊断较难。股疝修补手术以开放式修补或补片植入为主，优先选择腹腔镜下疝修补术（TEP 或 TAPP）。术中的解剖应遵循显露肌耻骨孔原则。内侧延伸至耻骨结节，向下方延伸至少 2cm 到 Retzius 间隙，以便有足够的空间将补片置于膀胱之前。补片以预成型的凹形聚丙烯或聚酯网片为佳，该网片易于放置并且可以很好地覆盖所有可能的疝缺损。重要的一点是补片要紧贴骨盆和腹壁，完全覆盖腹股沟管、股管和闭孔管。目前已确立的腹股沟疝修补理论可以很容易地应用于股疝的治疗，并且腹腔镜技术可以提供出色的暴露和技术支持。

（王晶敏）

第 12 章
腹腔镜下腹股沟疝修补术中的固定

Nathaniel Stoikes, David Webb, Guy Voeller

腹腔镜下腹膜前疝修补术的补片固定是有争议的话题。我们所用的腹腔镜下补片固定方式起源于 Jean Rives。他通过较低中线切口在腹膜前间隙植入单侧聚酯补片，并多点（>10）间断缝合固定补片。从他最初对手术过程的描述图可以看出，他将补片固定的区域，正是我们现在通过腹腔镜对补片进行机械固定的、被认为是不安全的区域（图 12.1）。

此外，在行单侧腹膜前腹股沟疝修补术时，Stoppa 也建议缝合固定网片（图 12.2）。只有在使用巨大的补片加固内脏囊，来治疗多次复发的双侧腹股沟疝时，由于补片面积大于缺损

的大小，Stoppa 才主张不做固定。与 Rives 和 Stoppa 一样，许多外科医生认为单侧腹股沟疝修补手术中补片固定是防止移位的必要手段，而另一些外科医生则将 Stoppa 提出的不固定的观点应用于单侧腹腔镜下疝修补。

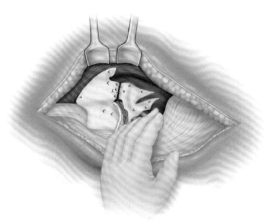

图12.2　通过内侧腹膜前入路植入单侧补片的示意图。手术者左手压低疝囊。精索穿过补片叉口，补片固定在上壁、Cooper 韧带、股鞘和髂筋膜上【改编自 *Hernia* 第 3 版（1989）第 10 章第 208 页，主编 Lloyd Nyhus，Lippincott 出版公司】

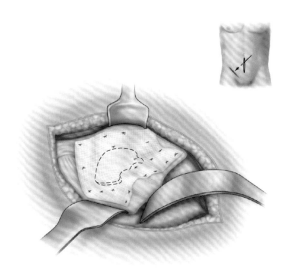

图 12.1　Rives 开放式腹膜前腹股沟疝修补术。（改编自 *Hernia Healers*，1998 年第 116 页，主编 Rene Stoppa，Arnette 出版公司）

不论是腹腔镜下完全腹膜外疝修补术（totally extraperitoneal approach，TEP）还是经腹腔腹膜前疝修补术（transabdominal preperitoneal approach，TAPP），腹膜前间隙的封闭空间容许选择不同的补片固定方式。三种固定方式分别为无固定、机械固定以及使用黏合剂等固定。根据临床情况，这三种方式各有利弊。

无固定

目前已有多项研究评价不固定补片的疗效。Taylor 等对腹股沟疝 TEP 手术中枪钉固定与不固定进行前瞻性随机双盲对照试验,发现两者复发率无差异。但该研究随访时间较短,仅为 8 个月,且研究中大部分疝较小(疝环直径 < 2cm)。他们的结论是,不要在大的腹股沟疝中使用不固定方法[1]。最近,Golani 等人发表了 538 例 TEP 不使用补片固定的回顾性研究,随访时间 >6 年,复发率为 1.5%,疼痛发生率为 2.9%,只有 11 例直疝和缺损的疝环直径 >3cm 的患者使用枪钉固定[2]。一般情况下,腹腔镜下腹股沟疝修补术中选择不固定补片应该是足够的,特别是小斜疝缺损患者,其腹股沟管后壁完整,可能是最佳选择对象。

机械固定

补片枪钉固定一直是腹腔镜下腹股沟疝修补的主要固定方法,并且是其他固定方法予以对照的基础方法。从生物力学角度来看,除缝合固定外,枪钉固定比其他固定形式更牢固。传统的腹膜前间隙缝合固定技术难度大,操作烦琐,故枪钉固定是机械固定的首选方法。值得注意的是机器人手术的引入,其多个关节臂使缝合成为可能。无论腹腔镜下入路如何,疝枪钉固定法(如果操作得当)都可以获得很好的结果,包括复发率低和慢性腹股沟疼痛发生率低[3,4]。

枪钉是由可吸收材料或永久性材料制成的,但在腹股沟疝修补中比较这两种固定材料的研究很少。可吸收材料和永久性材料固定的比较,多在腹腔镜下腹壁疝和切口疝修补术中进行。考虑到腹腔镜下腹股沟疝修补术的空间狭小和范围有限,腹腔镜下腹壁疝修补术需要更大的固定强度。在纯生物力学方面,Melman 等在猪模型中评估了永久性枪钉与可吸收枪钉的固定强度,发现永久性材料制成的枪钉明显强于可吸收材料制成的枪钉。在这项研究中,他们还评估了利用纤维蛋白胶进行的黏合剂固定,发现可吸收钉比纤维蛋白胶具有更强的固定力[5]。

机械固定的局限性与腹膜前间隙的解剖结构直接相关,因此产生了一些特定位置的固定点。穿透性固定仅局限于腹直肌内侧、Cooper 韧带下方、髂耻束上方腹壁外侧。在髂耻束下方固定有损伤血管和神经的风险。因此,在这些区域解剖后,腹膜在补片上覆盖返折可以对补片起到固定作用。

黏合剂和其他可选择的固定方式

与机械固定的有限点固定相比,黏合剂固定主要的不同是在更大面积(包括腹膜前间隙区域)上进行非穿透性固定。这些区域是机械固定的禁区,因为其有损伤神经、血管和其他重要结构的风险。如前所述,黏合剂每个固定点的固定力度都比枪钉固定的弱。目前尚不清楚是否更大的面积固定会增加固定的强度,使这两种形式在生物力学强度方面具有可比性。临床上,Jourdan 在 20 世纪 90 年代末最初描述了腹腔镜下腹股沟疝修补术中使用黏合剂固定氰基丙烯酸酯补片的方法。由于严重的炎症反应、密封性和致癌性等问题,该研究所使用的氰基丙烯酸酯类补片并不常用[6]。21 世纪初,Kathkouhda 和 Schwab 开始了腹腔镜下腹股沟疝修补术中使用纤维蛋白胶固定网片的可行性初步研究。Katkhouda 等建立了腹腔镜下腹股沟疝修补的猪实验模型,比较了无固定、钉固定和纤维蛋白胶固定三种方法。他们的研究发现在无固定的情况下,补片有明显的移位,但枪钉固定和粘胶固定没有统计学差异,两者都可防止补片发生移位。此外,补片固定后补片修复的抗拉强度更强[7]。Schwab 等使用多种不同补片,在比较缝线固定和纤维蛋白胶固定时发现了相似的结果:补片无固定时常看到补片移位,缝合固定和纤维蛋白胶固定均可防止补片移位。纤维蛋白胶组,腹壁的抗张力最高。

此外,纤维蛋白胶提供了最好的补片融合和生物力学稳定性[8]。

多项临床研究比较了 TEP 和 TAPP 中使用纤维蛋白胶和枪钉固定补片的临床效果。Kaul 等对纤维蛋白胶固定和枪钉固定的预后进行了 Meta 分析,评估的四项研究包括了 662 次修补,结果显示两组之间的复发率相似,但术后 3 个月枪钉固定组患者慢性腹股沟疼痛的发生率明显较高[9]。

自粘补片是 2009 年以来出现的另一种可供选择的补片。补片本身含有可吸收的倒刺,可以使补片自粘到组织上。目前仅有的一项临床研究将其用于腹腔镜手术并与机械固定法相比较。Fumagalli 等人对采用自粘补片固定与机械固定的 96 例接受 TAPP 治疗的腹股沟疝患者进行了前瞻性评估,其中 49 例患者采用自粘补片,46 例患者采用 4 个不可吸收的枪钉常规固定补片,术后随访时间为 13.8 个月,复发的 1 例采用的是常规的枪钉固定。自粘补片固定后的慢性疼痛发生率有降低趋势[10]。

固定的生物力学

虽然每种固定方式的临床结果都被证明是可靠的,但毫无疑问每种固定形式固定的生物力学原理是不同的。各种方式的固定强度在动物研究中已得到评价。Stoikes 等在猪模型中评价了纤维蛋白胶与缝线固定补片的方法,分别评价 24 小时、7 天和 14 天的固定强度。结果显示,缝合 24 小时后剪切强度明显更强(10.4N/cm vs 4.9N/cm),但到第 7 天,固定强度就无关紧要了,因为网片 / 筋膜界面比网片或筋膜本身更强,导致网片或筋膜在剪切应力测试中无意义。因此,虽然黏合剂固定强度小于缝合固定强度,但黏合剂提供的固定强度足以进行补片的固定[11]。

Shahan 等在阐述固定充分性概念的基础上,评价了纤维蛋白胶、自粘补片和涂有合成黏合剂(涂层补片)的三种补片固定方法的确切固定效果,对其剪切强度进行了测试,发现涂层补片(8N/cm)的固定强度明显高于纤维蛋白胶补片(2.6N/cm)或自粘补片的固定强度(1.3N/cm)[12]。

临床上,黏合剂固定在腹腔镜下腹股沟疝修补术中取得了良好的结果,这引出了一个问题:黏合固定的强度到底有多强?尽管各种补片固定技术的临床有效性已得到证实,但仍需要更多的研究来评估各种固定技术的真正机制和特性。了解其中的细节,并直接转化为临床方案中的决策非常重要。例如,Kes 等在模拟 Valsalva 的压力腔中,通过不同的补片修补大小不等的缺损(疝环直径分别为 3cm、4cm 和 5cm)来评估补片的突出程度。一般来说,随着缺损的增大,补片边缘受到的摩擦力越来越大,补片塌陷变形也越来越明显。虽然这不同程度上取决于所用的补片,但都会发生这种现象[13]。

了解这项重要的研究和固定补片的不同方法,可以直接影响我们在临床中的决策。例如,对疝环直径 <2cm 的斜疝患者,术者可选择不固定或仅使用黏合剂固定。相比之下,对疝环直径 >4cm 的巨大直疝,外科医生可以选择在腹直肌内侧同时使用黏合剂固定和可吸收钉固定。

随着更多补片固定技术的发展,对补片固定的生物力学的进一步研究对于我们理解最佳的固定方式至关重要,因为它与腹腔镜下腹股沟疝修补术中的复发和慢性疼痛有关。

(陶子夏　郭伯敏　译)

参考文献

1. Taylor C1, Layani L, Liew V, Ghusn M, Crampton N, White S. Laparoscopic inguinal hernia repair without mesh fixation, early results of a large randomised clinical trial. Surg Endosc. 2008;22(3):757–62. Epub 2007 Sep 21
2. Golani S1, Middleton P2. Long-term follow-up of laparoscopic total extraperitoneal (TEP) repair in inguinal hernia without mesh fixation. Hernia. 2017;21(1):37–43.
3. Fitzgibbons RJ Jr, Camps J, Cornet DA, Nguyen NX, Litke BS, Annibali R, Salerno GM. Laparoscopic

inguinal herniorrhaphy. Results of a multicenter trial. Ann Surg. 1995;221(1):3–13.

4. Schwab JR1, Beaird DA, Ramshaw BJ, Franklin JS, Duncan TD, Wilson RA, Miller J, Mason EM. After 10 years and 1903 inguinal hernias, what is the outcome for the laparoscopic repair? Surg Endosc. 2002;16(8):1201–6. Epub 2002 May 3

5. Melman L, Jenkins ED, Deeken CR, Brodt MD, Brown SR, Brunt LM, Eagon JC, Frisella M, Matthews BD. Evaluation of acute fixation strength for mechanical tacking devices and fibrin sealant versus polypropylene suture for laparoscopic ventral hernia repair. Surg Innov. 2010;17(4):285–90.

6. Jourdan IC1, Bailey ME. Initial experience with the use of N-butyl 2-cyanoacrylate glue for the fixation of polypropylene mesh in laparoscopic hernia repair. Surg Laparosc Endosc. 1998;8(4):291–3.

7. Katkhouda N, Mavor E, Friedlander MH, Mason RJ, Kiyabu M, Grant SW, Achanta K, Kirkman EL, Narayanan K, Essani R. Use of fibrin sealant for prosthetic mesh fixation in laparoscopic extraperitoneal inguinal hernia repair. Ann Surg. 2001;233(1):18–25.

8. Schwab R, Schumacher O, Junge K, Binnebösel M, Klinge U, Becker HP, Schumpelick V. Biomechanical analyses of mesh fixation in TAPP and TEP hernia repair. Surg Endosc. 2008;22(3):731–8.

9. Kaul A, Hutfless S, Le H, Hamed SA, Tymitz K, Nguyen H, Marohn MR. Staple versus fibrin glue fixation in laparoscopic total extraperitoneal repair of inguinal hernia: a systematic review and meta-analysis. Surg Endosc. 2012;26(5):1269–78.

10. Fumagalli Romario U, Puccetti F, Elmore U, Massaron S, Rosati R. Self-gripping mesh versus staple fixation in laparoscopic inguinal hernia repair: a prospective comparison. Surg Endosc. 2013;27(5):1798–802.

11. Stoikes N, Sharpe J, Tasneem H, Roan E, Paulus E, Powell B, Webb D, Handorf C, Eckstein E, Fabian T, Voeller G. Biomechanical evaluation of fixation properties of fibrin glue for ventral incisional hernia repair. Hernia. 2015;19(1):161–6.

12. Shahan CP, Stoikes NF, Roan E, Tatum J, Webb DL, Voeller GR. Short-term strength of non-penetrating mesh fixation: LifeMesh™, Tisseel™, and ProGrip™. Surg Endosc. 2017;31(3):1350–3.

13. Kes E1, Lange J, Bonjer J, Stoeckart R, Mulder P, Snijders C, Kleinrensink G. Protrusion of prosthetic meshes in repair of inguinal hernias. Surgery. 2004;135(2):163–70.

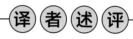

　　腹腔镜下无张力疝修补术是否常规固定补片以减少复发，争论较多。译者同意对小的斜疝不固定，以节省费用和减少手术时间。目前的固定方法，如缝合固定、枪钉固定、蛋白胶固定、自粘连补片等，各有优缺点，对直疝、缺损大的斜疝等可合理选用。

（康杰　伍波）

第 13 章
术后处理

Steve R. Siegal, Sean B. Orenstein

简介

腹股沟疝修补术是一种常见的普通外科手术。虽然术后处理不是很困难,但外科手术正朝着快速康复和早期活动的趋势发展,而且其理念在不断更新。本章将讨论麻醉后护理、出院标准、术后护理和活动指导以及短期并发症处理等几个方面的问题。

围手术期管理

腹股沟疝修补成功后,患者麻醉苏醒后送至麻醉后监护病房(post anesthesia care unit,PACU)。"麻醉后第一阶段复苏"的目标是维持基本生命需求,警惕患者的生命体征,使患者恢复到术前的功能状态,同时最大程度地减少术后疼痛、恶心和其他不良事件。我们主张手术医生与 PACU 团队面对面交接手术和麻醉情况,确保 PACU 团队能完全知晓围手术期管理的重要细节和注意事项,以提高患者的安全性,并确保术后顺利过渡。

术后镇痛

轻度至中度的术后疼痛多出现在切口部位和 / 或腹股沟区域。对于术后镇痛,如果患者可以耐受,我们主张谨慎使用静脉阿片类镇痛药,以减少术后尿潴留、恶心、呕吐或肠梗阻

(后续内容详细讨论)等不良反应的发生。口服类非甾体抗炎药(nonsteroidal anti-inflammatory drugs,NSAIDs)及对乙酰氨基酚,可与静脉用酮咯酸协同镇痛,并且不会产生呼吸抑制、精神状态改变或肠梗阻等副作用。前瞻性临床研究已证实 NSAIDs 可在腹股沟疝修补术中提供有效的镇痛作用,且不会增加出血风险[1]。但使用 NSAIDs 时,需关注患者是否存在禁忌证,若有禁忌证(例如肾功能不全),应谨慎使用。关于围手术期使用酮咯酸是否会增加术后出血风险,已进行了很多讨论。一项 meta 分析显示,在围手术期接受酮咯酸治疗的患者中,术后出血或不良事件的风险并没有增加。该分析还表明,使用酮咯酸可以改善镇痛效果,减少恶心和呕吐不良反应的发生[2]。因此,我们赞成在没有潜在肾脏疾病、胃肠道溃疡病或出血病史等伴发症患者中使用酮咯酸。此外,术后可以通过在手术部位和腹股沟区域使用冰袋,来发挥局部镇痛作用,减轻水肿和炎症。并且,建议患者在术后 48 小时内持续使用冰袋。

术后恶心呕吐管理

术后轻度的恶心是正常反应,术后恶心伴有呕吐(postoperative nausea with vomiting,PONV)并不少见。恶心呕吐通常是自限性的,但有可能需要药物干预,延缓了术后恢复甚至延长住院时间。成人 PONV 的危险因素包括女性、既往有 PONV 病史、晕动症以及年龄 <50

岁。全身麻醉或吸入性麻醉药的使用、较长的麻醉时间以及术后阿片类药物的使用也会增加PONV的风险[3-4]。

避免术后PONV的最佳策略是改变麻醉方式（如果适用）、减少或不使用阿片类药物镇痛。常用的止吐药（如昂丹司琼、苯海拉明和氯丙嗪）可使PONV的发生率降低约25%[5]。但用药时应注意患者是否存在禁忌证，并密切观察是否出现药物的不良反应（如昂丹司琼可使QT间期延长）。可以通过PONV评分系统来分层指导围手术期的管理[6]。对于难治性PONV患者，可与麻醉医生讨论后更改治疗方案。

输液管理

给围手术期患者实行静脉晶体输液时应慎重，防止出现高血容量、膀胱容量增加或术后尿潴留，以及潜在的肺部疾病。在麻醉后监护病房中，若患者生命体征平稳（血压正常而无心动过速），应停止静脉输液或将滴速调整为"保持静脉通道开放"（keep-vein-open，KVO）的最低速率。对于生命体征异常、恶心、呕吐、胃口不适等情况，可能需要进行持续的静脉输液。

尿潴留

术后尿潴留（postoperative urinary retention，POUR）通常在肛门直肠、脊柱和骨盆手术后出现。腹腔镜下腹股沟疝修补术POUR较常见，发生率高达22%~25%[7-8]。尿潴留患者不能术后当天出院，出院后尿潴留患者需在家中进行导尿，以上两种情况均会增加医疗成本、降低患者满意度。尽管前期研究显示POUR发生率高，但在纳入1 000多例腹腔镜下腹股沟疝修补术的患者中调查显示，POUR发生率仅为0.2%~3.1%[9-11]。尿潴留定义为膀胱肿大无法排尿（通常通过膀胱超声检查明确）。正常膀胱容量为400~500ml，残余尿>270ml是发生POUR的危险因素之一。膀胱容量可以通过导尿或超声检查来估计，但在肥胖患者中准确性

会降低[12]。

目前已经发现了POUR的很多危险因素[12]，主要包括神经系统疾病、男性、年龄超过50岁和前列腺肥大病史。围手术期用药，如抗胆碱药、β受体阻滞剂和肾上腺素受体激动药，可能使患者更易发生POUR。此外，麻醉方式的不同也会导致POUR的发生率不同，如局部麻醉患者POUR发生率为0.37%，区域麻醉患者POUR发生率为2.42%，而使用全身麻醉的患者POUR发生率为3%[13]。同样，已证实围手术期静脉输液超过1 200ml会增加POUR的风险[14]。在临床实践中，我们通常将术中静脉输液限制为少于1 000ml，最好接近500ml。

由于腹股沟疝修补术后患者POUR的潜在发生率较高，所以术后能自主排尿时才能出院。目前治疗POUR的方案存在分歧。一些外科医生认为患者出院时可不考虑其排尿状态，但另外一些人则倾向用更积极的方式治疗POUR。我们希望主动监测患者自主排空小便的能力，并确保其在出院前恢复足够的尿排空功能。出院时小便还无法排空的患者需完善膀胱超声检查。对于膀胱容积小于500ml的患者，给予必要的时间引导其自主排尿。持续的排尿失败需要导尿以排空膀胱。第二次尝试排尿失败的患者以及膀胱超声检查提示尿量>500ml或有明确尿潴留病史（例如良性前列腺增生）的患者，可留置Foley导管进行导尿。这些患者在放置导尿管后的12~24小时内在家接受排尿指导并进行排尿试验，或者返回诊所完成拔出尿管和排尿试验。那些无法自主排尿或需要重复放置导尿管的患者需及时转诊至泌尿科就诊。

出院标准

"麻醉后第二阶段"护理的目标是使患者作好出院和在家护理的准备。我们会定期与患者（及其护理人员）讨论手术效果，并将手术报告的副本发送给推荐的家庭医生（如果有）。患者出院需满足以下几条标准：完全清醒并且

能够适当回答问题；在自然呼吸状态或与术前同等条件下，患者应具有正常的呼吸/通气参数；相比麻醉前水平，收缩压变化应在 20mmHg（1mmHg=0.133kPa）之内，伴有相应心率变化；疼痛应得到适当控制，从而可以下床活动且不会出现明显不适。出院前，通常为患者提供标准剂量的口服镇痛药，以缓解其出院转运途中的不适，也可评估其对处方镇痛药的反应。不符合以上出院标准的患者可能需要更长的麻醉后观察时间，必要时根据具体临床情况改变治疗策略。如果调整麻醉后护理、延长观察时间后仍不能满足出院标准，或者存在其他相关合并症，则强烈建议患者继续住院，行进一步检查。可能需要继续住院的罕见的情况（但并非不可预见）包括：血氧指标未恢复到术前水平，仍需要持续的吸氧；生命体征异常，包括低血压、心动过速和呼吸急促；口服药物治疗无法缓解疼痛；出现精神状态改变。如出现明显的持续出血迹象（例如持续扩大的血肿）或神经系统后遗症，可能需要进行评估是否需要二次手术探查。

术后护理

腹股沟疝的术后恢复和家庭护理主要包括：使用镇痛药来缓解疼痛（需逐渐减少和停止）、早期活动和走动、恢复饮食和排便习惯、遵守活动指导。

疼痛管理

止痛药的选择、剂量和处方量因临床情况和外科医生经验不同差别很大。一项最新的单中心研究分析了 165 例腹腔镜和开放式腹股沟疝修补术患者的术后阿片类镇痛药使用情况[15]。在完成调查的患者中，医生平均处方量是 33 片 5mg 的羟考酮或其类似物。有趣的是，45% 的腹腔镜患者和 22% 的开放式手术患者术后未服用任何镇痛药。作者根据满足 80%患者术后镇痛药的使用标准，计算出了适用于疝修补术患者的术后阿片类麻醉药物的"理想"处方量为 15 片 5mg 羟考酮或其类似物。以上数据可供开镇痛药处方时参考，不具有指导意义。

对于术前即服用慢性镇痛药的患者，术后可慢慢恢复其用药剂量。我们强烈建议采用 NSAIDs 药物和/或对乙酰氨基酚的"交错"给药方式，以实现协同的疼痛控制，并鼓励迅速停用阿片类镇痛药。

活动水平和限制

术后在家中护理的最重要和有益的措施之一是早期活动。提早下床活动可改善肺部状况，减少术后肠梗阻的风险，并防止术后心血管并发症。出院后，我们鼓励患者从术后第一天开始每天进行 2~3 次低速、低强度的活动，但疼痛控制适度。推荐腹股沟疝修补术后的患者出院后适当活动、但限制提举重物。对于提举重物的时间和重量限制因人而异[16]。有学者认为应延长恢复期，这通常是出于防止复发的考虑。但是，这种担心是没有根据的，因为现有研究表明，活动与复发无关。丹麦疝协作组的一项为期 2 年的前瞻性多中心研究评估了 Lichtenstein 术后第二天即开始恢复日常工作和活动的情况，这些患者平均休假时间为 7 天，从事久坐不动工作的患者中位恢复时间为 4.5 天，而从事重体力工作的患者则为 14 天。患者在平均 14 天后恢复最剧烈的活动。与没有要求术后当天即恢复活动的对照组相比，两者复发再手术率没有差异，这表明早期恢复活动不会增加复发的风险[17]。同样，也没有明确的证据表明术后活动指导需根据手术方式进行调整。在一项将 Shouldice 修复、TAPP 和 TEP 进行比较的试验中，患者均在可以忍受的情况下提早恢复活动，而不需预设活动时间点。该研究数据显示，在步行、跑步、性交、运动或恢复工作等方面提早活动组与对照组之间无差异[16]。

外科医生们一直在努力以获得最具有令人

信服的证据指导术后活动。早在 2009 年,欧洲疝学会就发布了有关成人腹股沟疝管理的指南。尽管必要时可能需要限制重体力活动 2~3 周,但该指南建议腹股沟疝术后不应限制体力活动,鼓励在患者的能力范围内尽量活动(循证医学 3 级,Grade C 级推荐)[13]。2015 年发布的另外一个针对腹股沟疝 TAPP 和 TEP 术后的患者管理指南,认为日常体力活动不会增加复发风险(循证医学 1B 级证据),在疼痛可控制的情况下术后 1~3 天可恢复工作和日常活动(循证医学 3 级证据)[18]。因此,我们认为手术医生应向患者强调,术后体力活动不会增加复发的风险;只要疼痛可以控制,术后第一天就可以考虑恢复正常活动和工作。通常,只要患者舒适,无需忍受疼痛,就可允许进行大多数的体力活动。但有两种情况应考虑禁止:进行重体力劳动的患者(例如,工作中可能需要提举 50~100 磅以上重物的患者),健身房中进行举重的患者。现有的研究建议,需要重体力工作或运动的患者,若情况允许,可首先恢复"轻负荷"(例如 <50 磅)的活动,活动时须感觉足够舒适,没有明显的腹股沟区疼痛;但需限制 4~6 周重体力或运动。

术后饮食和肠功能

腹股沟疝手术后,在麻醉监护病房护理阶段即可恢复常规饮食。如果患者极少恶心且没有呕吐,则应允许他们出院时即恢复正常饮食。阿片类药物引起的便秘(opioid-induced constipation,OIC)是公认的使用高剂量麻醉剂而出现的问题。对于长期使用阿片类药物和短期使用阿片类药物治疗的患者,我们建议增加液体和膳食纤维的摄入,并建议每天使用通便药或大便软化剂(例如聚乙二醇或双酚盐)以减少便秘。添加含氧化镁的牛奶(两汤匙,每天 2 次)可作为缓解便秘的二线治疗方法,比沙可啶栓也可用于难治性便秘。治疗目标是恢复至正常的排便功能。

恢复术前服药

由于许多患者服用抗凝剂治疗房颤、静脉血栓和 / 或预防脑卒中,因此术后何时恢复抗凝治疗是很多医生会碰到的问题。香豆素的抗凝血作用至少需要 48 小时才能生效。如果术前国际标准化比值(INR)正常,并且在手术过程中无抗凝剂引起的出血,患者在术后 24 小时即可恢复用药。对于出血风险增加的患者,在术后 48~72 小时可以开始恢复抗凝治疗。是否使用普通肝素或低分子肝素进行抗凝"桥接",应依据具体临床情况而定,并应与患者的初级保健医师或专科医师进行讨论。

对于那些接受抗血小板治疗(例如阿司匹林、氯吡格雷等)的患者,我们通常允许在手术后 24~48 小时恢复用药。对于具有凝血功能障碍性出血或出血风险增加的患者,抗血小板治疗需推迟到手术后 48~72 小时再恢复。如果脑卒中或心血管事件风险升高,则在术中出血量少或基本无凝血功能障碍的患者中,可考虑在手术当天恢复抗血小板治疗。

由于术后 24 小时体液循环和血管内容量已接近正常水平,因此服用慢性血管紧张素转换酶抑制剂(ACE-I)或血管紧张素受体阻滞剂(ARB)的患者可在术后 24 小时后重新用药。

随访和伤口护理

患者通常在术后 2~3 周返院,随访评估腹股沟区术后恢复及伤口愈合情况。对于男性,检查整个腹股沟区域和阴囊,可以评估是否存在早期疝复发,以及确认睾丸健康。复诊时应特别注意有无术后血清肿和血肿。腹股沟和阴囊出现一定程度的软性瘀斑较常见。出现硬性包块需进一步评估有无血肿、血清肿或早期复发的可能(具体将在下面讨论)。任何可疑发现均需患者在 2~4 周内再次回访,以评估是否改善或需要进一步处理。虽然并非强制,但我们通常要求患者在术后 1 年后再次回访,以重新评估总体愈合情况、手术后达到的活动水平、疼痛或不适症状以及评估有无疝复发。

短期并发症

开放和微创腹股沟疝修补术后短期并发症发生率较低。术后短期并发症如血清肿和血肿多数不需要干预。可采用双侧腹股沟 / 阴囊超声作为无创诊断工具来评估睾丸血流和局部液体情况（如血清肿 / 血肿），并评估是否存在疝复发。

血清肿

血清肿是良性血浆液体的集合，可出现在外科手术产生的死腔中。血清肿是腹股沟疝修补术后较常见的早期并发症之一，发生率在 0.5%~12.2% 之间。一些证据表明，相比开放式手术修补，腹腔镜疝修补术会增加其发生风险[13]。此外，由于无法关闭直疝疝囊死腔，腹股沟直疝患者可能会有更高的血清肿发生风险，探索改变术式以闭合直疝缺损也许可以减少血清肿的形成，但相关方案正在研究中。如果在修复时发现较大的直疝缺损，我们通常会告知患者和家属术后可能会出现血清肿积聚而引起腹股沟内侧凸起。一般而言，外科手术修复后的 1~2 个月内，渗出的浆液可被人体吸收，因此，密切观察随访即可，无需常规引流。但如果血清肿持续较长时间，或者血清肿过大而引起疼痛 / 压力或皮肤变化时，则应在无菌条件下行抽吸术。尽管血清肿有感染风险，但没有证据表明抽吸液需常规培养。但如果血清肿中出现脓性或混浊液体或患者有感染迹象（发热、蜂窝织炎、白细胞增多），则建议进行抽吸液培养并给予适当的抗感染治疗。

血肿

与血清肿类似，血肿是破裂血管外血液的局部汇集，临床上表现为阴囊肿胀和瘀斑。开放式手术中血肿的风险与血清肿相似，为 5.6%~16%。腹腔镜手术的风险有所降低[13]。血肿的管理与血清肿的管理类似。对于无症状的小血肿，我们建议采用保守治疗。可使用冰袋局部外敷，但更重要的是，必须告知患者血肿可能需要数周甚至数月才能完全消退。尽管发生率很低，但出现大而痛的血肿或需要输血的血肿时需要特别注意。这些血肿应通过手术引流，同时应密切注意瘀血情况并需考虑放置引流管。

伤口感染

腹腔镜和开放式腹股沟疝修补术后的伤口感染很少见，文献报道通常少于 5%，腹腔镜修补术的发生率甚至更低[13]。另外，补片修复不增加感染风险。深部手术部位感染（surgical site infections，SSIs）更不常见。如果确定存在深部 SSIs，充分引流和抗生素治疗为主要的治疗手段，常能改善症状。如果出现慢性或复发性感染，可能需要取出补片。

睾丸并发症

精索和睾丸并发症，例如缺血性睾丸炎、睾丸萎缩和输精管结扎，在开放式和腹腔镜疝修补术中均很少见。腹股沟疝修补术后的缺血性睾丸炎在术后最初几天内出现，可能导致睾丸萎缩甚至坏死。提睾肌血管或静脉丛损伤或内环口闭合过紧会导致睾丸静脉血栓形成，从而导致排尿障碍和睾丸并发症。缺血性睾丸炎是睾丸缺血引起的感染，通常在术后的前几天出现，表现为睾丸疼痛、硬结和水肿，部分患者可能还会发热。可使用多普勒超声探查睾丸血流量并确定睾丸是否缺血或坏死。对于局部缺血的睾丸，使用 NSAIDs 进行保守治疗；随着血流的恢复，睾丸炎应在 4~6 周内消退，不需要常规使用抗生素。血流完全中断导致的睾丸坏死是一种手术急性并发症，需要请泌尿外科会诊评估是否行扭转复位或睾丸切除术。

输精管损伤

在开放式疝修补术中需要将输精管与其他条索状结构分离,可能导致输精管损伤,但输精管的横断或阻塞是罕见的并发症。复发疝患者的疝修补术出现输精管损伤的风险增加。如果早期发现完全横断,可以用单丝缝线在支架上将输精管重新吻合。强烈建议请泌尿科专科会诊,进行正确的评估和治疗,输精管的阻塞可能是因瘢痕或挤压导致组织纤维化,因此术中对组织进行操作时需尽量轻柔、减少创伤。输精管损伤可导致不孕和排精障碍(射精时腹股沟疼痛),上述症状常呈自限性,若出现持续疼痛需立即请泌尿科会诊或转诊。

长期并发症

腹股沟痛

腹股沟疝修补术后的慢性腹股沟痛需引起重视,因为它可能引起患者极大的关注和困扰。腹股沟疝修补术后腹股沟痛文献报道的发病率为 0~60%,但大约只有 2%~4% 的患者发现疼痛且对日常生活有不利影响[19]。尽管其发生率很低,由于全世界范围内接受腹股沟疝修补术的患者基数大,因此仍有大量腹股沟痛的患者。基于以上原因,本书第 14、15 章节将详细讨论慢性腹股沟疼痛的诊断、治疗及管理。

疝复发

初次疝修补术后的疝复发也需引起重视。来自丹麦疝数据库的一项大型研究报道,腹股沟疝修补术后复发率为 3%[20]。复发性疝可能会使患者虚弱,并给外科医生带来挑战,值得进一步讨论。本书第 21 章将详细探讨复发疝的评估及管理。

结语

遵循本章中讨论的原则,腹股沟疝修补术的术后和出院后管理并不复杂。某些并发症在腹股沟疝手术中很少见,需要严密关注和进一步诊治。大多数患者不需要经历长期康复过程即可迅速恢复至术前生活和活动水平。

(程韬　译)

参考文献

1. Mixter CG 3rd, Meeker LD, Gavin TJ. Preemptive pain control in patients having laparoscopic hernia repair: a comparison of ketorolac and ibuprofen. Arch Surg. 1998;133(4):432–7.

2. Gobble RM, et al. Ketorolac does not increase perioperative bleeding: a meta-analysis of randomized controlled trials. Plast Reconstr Surg. 2014;133(3):741–55.

3. Apfel CC, et al. Evidence-based analysis of risk factors for postoperative nausea and vomiting. Br J Anaesth. 2012;109(5):742–53.

4. Apfel CC, et al. Volatile anaesthetics may be the main cause of early but not delayed postoperative vomiting: a randomized controlled trial of factorial design. Br J Anaesth. 2002;88(5):659–68.

5. Apfel CC, et al. A factorial trial of six interventions for the prevention of postoperative nausea and vomiting. N Engl J Med. 2004;350(24):2441–51.

6. Apfel CC, et al. A simplified risk score for predicting postoperative nausea and vomiting: conclusions from cross-validations between two centers. Anesthesiology. 1999;91(3):693–700.

7. Gonullu NN, et al. Prevention of postherniorrhaphy urinary retention with prazosin. Am Surg. 1999;65(1):55–8.

8. Koch CA, Grinberg GG, Farley DR. Incidence and risk factors for urinary retention after endoscopic hernia repair. Am J Surg. 2006;191(3):381–5.

9. Aeberhard P, et al. Prospective audit of laparoscopic totally extraperitoneal inguinal hernia repair: a multicenter study of the Swiss Association for Laparoscopic and Thoracoscopic Surgery (SALTC). Surg Endosc. 1999;13(11):1115–20.

10. Dulucq JL, Wintringer P, Mahajna A. Laparoscopic totally extraperitoneal inguinal hernia repair: lessons learned from 3,100 hernia repairs over 15 years. Surg Endosc. 2009;23(3):482–6.

11. Swadia ND. Laparoscopic totally extra-peritoneal inguinal hernia repair: 9 year's experience. Hernia.

2011;15(3):273–9.

12. Baldini G, et al. Postoperative urinary retention: anesthetic and perioperative considerations. Anesthesiology. 2009;110(5):1139–57.

13. Simons MP, et al. European hernia society guidelines on the treatment of inguinal hernia in adult patients. Hernia. 2009;13(4):343–403.

14. Petros JG, et al. Factors influencing postoperative urinary retention in patients undergoing elective inguinal herniorrhaphy. Am J Surg. 1991;161(4):431–3; discussion 434.

15. Hill MV, et al. Wide variation and excessive dosage of opioid prescriptions for common general surgical procedures. Ann Surg. 2016.

16. Schrenk P, et al. Prospective randomized trial comparing postoperative pain and return to physical activity after transabdominal preperitoneal, total preperitoneal or Shouldice technique for inguinal hernia repair. Br J Surg. 1996;83(11):1563–6.

17. Bay-Nielsen M, et al. Convalescence after inguinal herniorrhaphy. Br J Surg. 2004;91(3):362–7.

18. Bittner R, et al. Update of guidelines on laparoscopic (TAPP) and endoscopic (TEP) treatment of inguinal hernia (international Endohernia Society). Surg Endosc. 2015;29(2):289–321.

19. Hakeem A, Shanmugam V. Inguinodynia following Lichtenstein tension-free hernia repair: a review. World J Gastroenterol. 2011;17(14):1791–6.

20. Bisgaard T, Bay-Nielsen M, Kehlet H. Re-recurrence after operation for recurrent inguinal hernia. A nationwide 8-year follow-up study on the role of type of repair. Ann Surg. 2008;247(4):707–11.

译 者 述 评

　　本章从围手术期管理、出院标准、术后护理和活动指导以及术后短期并发症等几个方面讨论了腹股沟疝的术后管理。腹股沟疝修补术后及出院后管理相对比较简单，大部分患者术后恢复快，因此大多数做日间手术，不需要长期康复过程即可迅速恢复至术前状态。在疼痛可以控制的情况下，术后尽快恢复正常活动并不会增加疝复发的风险。但对于重体力劳动者，需要限制重体力或运动 4~6 周。腹股沟疝术后需要注意观察身体出现的异常变化，如体温变化、伤口流液、局部红肿、疼痛等。如果发现异常，要做进一步检查。

（程韬　嵇振岭）

第 14 章
腹股沟疼痛的非手术治疗

Janavi Rao, Michael Bottros

引言

Macarae 等人将手术后慢性疼痛定义为手术后持续超过 2 个月的疼痛[1],也有人将其定义为术后持续 3~6 个月的疼痛[2],并需要排除其他疼痛原因。

腹股沟疝修补术后腹股沟疼痛是主要的术后并发症,不同研究报道发生率各不相同,估计为 11%~54%[3,4],疼痛影响患者的生活质量,限制患者的日常生活。

解剖(图 14.1)

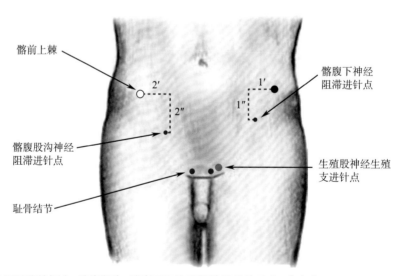

髂前上棘

髂腹下神经
阻滞进针点

髂腹股沟神经
阻滞进针点

生殖股神经生殖
支进针点

耻骨结节

图 14.1 不同神经阻滞的标志:髂腹股沟、髂腹下和生殖股神经的生殖支。[出自:Medscape-*Testicle and epididymis anesthesia*-Meda Raghavenra(Raghu)MD;主编:Alex Macario,MD,MBA]

涉及的神经有髂腹股沟神经(ilioinguinal nerve,IIN)、髂腹下神经(iliohypogastric nerve,IHN)、生殖股神经(genitofemoral nerve,GFN)的生殖支,极少数时候也涉及股外侧皮神经(lateral femoral cutaneous nerve,LFN)[4,5]。髂腹股沟神经来自 L_1 神经根前支。它伴随精索穿过腹股沟浅环,支配男性大腿内侧上部皮肤、阴茎根部、阴囊上部(称为阴囊前神经)以及女性阴阜和大阴唇等部位感觉。它不会穿过腹股沟深环。

髂腹下神经也发自 L_1 前支,有两个分支:外侧皮支(髂支)穿过髂嵴上方的腹内斜肌和腹外斜肌,为臀部皮肤提供感觉。它在脊柱融合术的取骨过程中易受损伤,在疝修补术中不易受损。前面皮支(下腹支)穿过腹内斜肌,然后穿过腹外斜肌腱膜,在腹股沟浅环上方 2.5cm 处向表浅走行。它不穿过腹股沟管,支配覆盖腹直肌下段的下腹部皮肤和耻骨区域的皮肤感觉。

生殖股神经起源于 $L_1 \sim L_2$ 神经根。生殖支穿过腹股沟深环,进入腹股沟管。它支配大部分阴囊皮肤的感觉,也支配男性的提睾肌。在女性中,它与髂腹股沟神经一起支配大阴唇和阴阜。股支深入腹股沟韧带,然后进入股管。因此,在腹股沟疝修补术中,它不太可能受损。它支配大腿内侧部分的皮肤。这两个分支共同支配提睾反射 - 刺激股内侧部分(股支 - 感觉),引起提睾肌收缩,从而导致阴囊上提(生殖支 - 运动)。

股外侧皮神经发自 $L_2 \sim L_3$ 后角,穿过腹股沟韧带下方至股部,经缝匠肌前后面,分成前、后支。前支负责髋膝及大腿前方的皮肤感觉,在髂前上棘下侧约 10cm 处穿出阔筋膜。后支负责支配大腿外侧皮肤的感觉。这种神经的压迫被称为感觉异常性股痛。

病因学和病理生理学

上述神经损伤可发生在术中和术后。术中损伤可由牵拉、挤压、烧灼、缝合、枪钉或直接横断等引起。术后神经可能被网片包裹,也可能因过度纤维化或肉芽肿形成而受损[4]。腹股沟疼痛分为神经性和伤害性两类。

A. 神经性疼痛

神经性疼痛可能是由于神经的直接损伤或者是由于神经附近的炎症(如肉芽肿的形成)引起。直接损伤的机制包括完全或部分横断、挤压损伤、电灼损伤、收缩时的拉伸、缝合材料的卡压或网片钉合。

根据腹股沟环周围神经的位置 - 髂腹股沟神经在环的外侧,生殖股神经分支在环的内侧 - 这些神经可能会在手术操作中受损。髂腹下神经在腹腔镜手术中最易受到枪钉的损伤[6]。

周围神经受损导致神经性疼痛的主要机制是:

(i)异位激动:非刺激性感觉异常可能是由于传入神经元的过度兴奋所致。电压门控钠通道(如 Nav1.3、Nav1.6 和 Nav1.9)、电压门控钾通道(如 KCNQ Kv7)和超极化激活的环状核苷酸门控通道(如 HCN2)是刺激非依赖性感觉异常的原因[7]。

(ii)中枢敏感化:周围神经损伤触发中枢神经可塑性变化,导致神经元过度兴奋和效能增加,称为中枢敏感化[8]。中枢敏感化引起的典型症状包括超敏(非疼痛刺激引起的疼痛)、感觉过敏(对疼痛刺激的放大反应)、疼痛时间的延长(重复刺激导致疼痛增加)和继发性痛觉过敏(感觉疼痛超出受损神经的皮节)[8]。其机制包括 N- 甲基 -D- 天冬氨酸(NMDA)活性增加以及神经肽(即降钙素基因相关肽和 P 物质)的产生增加[9]。其他机制包括损伤后胶质细胞的激活和修饰,也被称为"胶质病"。这是由于胶质细胞因子和生长因子的释放、丝裂原活化蛋白激酶的磷酸化以及趋化因子受体的上调所致。神经胶质网络也有肥大和增生[10]。损伤后 γ- 氨基丁酸能(GABA 能)抑制性神经元凋亡所致的中枢抑制调节受损,也可能是神经受损后发生超敏反应的原因之一[11]。

(iii)外周致敏:这是炎症性疼痛的主要机制,但在神经性疼痛中起着重要作用。瞬时受体电位 TRPV1 离子通道的变化导致 TRPV1 激动剂辣椒素的激活,局部使用可治疗神经性疼痛[12]。

B. 伤害性疼痛

伤害性疼痛进一步细分为以下几类:

(i)炎症伤害性疼痛:与补片相关的炎症和随后的过度纤维化或"网片瘤"有关[13]。与传统的 Bassini(无网片)疝修补术相比,Lichtenstein 疝修补术患者的炎症介质如纤维蛋白原、C 反应蛋白、α_1- 抗胰蛋白酶和白介素 -6 增加[14]。与重量型补片相比,轻量型补片引起的慢性腹股沟疼痛要轻得多。这种轻量型补片更具弹性,引起的炎症反应更少,从而减少了异物感和僵硬感[15]。"网片瘤"是由于解剖分离不充分,导致空间不足、固定不佳,使得补片卷成球状[16]。

(ii)躯体伤害性疼痛:耻骨骨膜炎是由于网片锚定在耻骨结节上而引起的一种重要疾病[4]。

(iii)当补片累及肠道(疝遗漏或复发时)或精索,就会发生内脏伤害性疼痛。精索疼痛(与精索有关的疼痛)可由输精管狭窄、精索扭曲、静脉充血、射精肌协调障碍或精索包裹在瘢痕组织中引起[4,17](表 14.1)。

表 14.1　腹股沟疼痛分类

病因	占比
A. 神经性病因	46.5
腹股沟神经	45.8
感觉异常性股痛	0.6
B. 非神经性原因	25.8
耻骨骨膜炎	11.6
复发性腹股沟疝	8.4
牵涉性腰骶痛	1.9
泌尿外科疾病	1.3
股疝	0.6
髂耻滑囊炎	0.6
内收肌炎	0.6
髋关节炎	0.6
C. 精索松弛 / 紧绷的感觉	27.7

引自:Loos et al.[17]。

危险因素

A. 术前危险因素:大量研究表明,年龄、女性、术前存在腹股沟疼痛[18-21]、术前缺乏乐观[22]以及复发疝手术[21]或在其他部位有慢性疼痛史的患者[23]容易出现术后慢性疼痛。诸如抑郁、心理脆弱、压力和残障持续时间等的社会心理因素是预测所有术后持续性疼痛的良好指标[24],并且很可能延续为疝手术后的慢性疼痛。然而,关于社会心理因素在疝修补术后慢性疼痛中的具体研究仍然缺乏。

B. 手术风险因素:由缺乏经验的外科医生进行疝修补术或在非疝专科进行的疝修补术增

加了患者发生慢性疼痛的风险[21]。术中因素包括是开放式还是腹腔镜疝修补术[20,21]、补片应用,特别是重量型补片[15],以及补片的固定(开放式修补术的缝合,腹腔镜的枪钉)[25-27]。

C. 术后危险因素:术后并发症,如血肿和感染[20],以及术后早期较高的疼痛强度[21]和 1 周内较低的疼痛控制率[22]与慢性腹股沟疼痛的发生有关(表 14.2)。

表 14.2　疝修补术后慢性腹股沟疼痛的危险因素

术前危险因素
(a)年轻
(b)女性
(c)术前疼痛评分高
(d)术前缺乏乐观
(e)日常活动受限
(f)复发疝手术
(g)遗传易感性(DQBI*03:02 HLA 单倍型)
围手术期危险因素
(a)经验较少的外科医生
(b)开放式修补手术
(c)重量型补片
(d)补片固定:缝合(开放)、枪钉(腹腔镜)
(e)髂腹股沟神经松解术在 Lichtenstein 修补术中的应用
术后危险因素
(a)术后并发症:血肿、感染
(b)术后早期疼痛评分高
(c)疼痛控制程度较差
(d)腹股沟感觉障碍

引自:Bjurstrom et al.[6]。

症状

疼痛的部位取决于受影响的神经,但由于三条神经覆盖的感觉区重叠,以及补片相关的纤维化和瘢痕的形成,诊断通常具有一定的困难[5,28]。疼痛可能会辐射到阴囊、大腿上部或背部。

疼痛的症状包括感觉过敏(对疼痛刺激的反应增强)、感觉减退(对疼痛刺激丧失部分感觉)、感觉异常(缺乏特定刺激的刺痛或灼烧感)

或超敏（对非疼痛刺激的疼痛反应）。

根据疼痛是神经性的还是非神经性的，症状可能会有所不同。神经性疼痛通常被描述为阵发性锐痛、刺痛或烧灼痛，在活动 / 体位改变时更严重，有一个特定的触发点[29]。非神经性疼痛是典型的腹股沟弥漫性隐痛，缺乏特定的触发点，被描述为咬痛、牵拉或重击感[13]。

如果疼痛主要发生在大腿内侧上部和阴茎根部放射到阴囊上部，那么病因可能是髂腹股沟神经损伤。覆盖腹直肌的下腹部皮肤疼痛可能是由于髂腹下神经受累所致。局部阴囊疼痛通常归因于生殖股神经的生殖支。如果疼痛局限于大腿外侧，则可能是股外侧皮神经。

耻骨骨膜炎患者主诉耻骨联合有压痛[17]。

其他症状包括耻骨结节疼痛、射精痛、阴唇痛、大腿麻木、性功能障碍、情绪波动、活动耐力下降和抑郁。

诊断

个体化的方法，包括详细的病史询问和体格检查，以及良好的腹股沟区解剖学知识，这对于弄清是哪一条神经导致腹股沟痛是必不可少的。

由于三条神经覆盖的感觉区域重叠，损伤后神经再生，神经末梢缠绕，再加上补片结构相关的纤维化和瘢痕形成，诊断往往具有挑战性，而且疼痛区域不像正常神经解剖那样能被清晰划分[5,28]。

Tinel 试验（轻拍髂前上棘内侧皮肤或疼痛再现的局部压痛区域）可能有助于诊断[5]。

在神经性疼痛的情况下，诊断性神经阻滞有助于确定有哪些神经受累。然而，证据是有争议的。补片的存在与术后纤维化改变了解剖结构，当注射局麻药物阻滞该区域时，药物可能无法沿着注射的神经扩散，从而使情况变得混乱。

对于非神经性疼痛，CT 扫描或 MRI 等成像手段优于病理（如肉芽肿、神经瘤、补片相关病变或复发疝）[30]。超声检查通常是检测隐匿性疝的首选检查方法[31]。MRI 被认为是检测疝最有效的诊断工具[32]，但对于疝修补术后持续性疼痛的患者，解释取决于放射科医生。与无痛患者相比，持续性疼痛的患者更常发现"腹股沟造影增强""水肿"和"精索管径增加"[33]。

非手术治疗选择

疝修补术后的持续性疼痛是由于症状模糊、难以正确识别所涉及的神经、疼痛的中枢敏感化以及心理负担等多种因素导致，其疼痛难以治疗。采用多模式、多学科的治疗方法，使患者从现有的治疗方案中获得最大的益处是明智的。

A. 非药物治疗

缝合后疼痛通常在弯腰、行走和抬腿时加剧。改变生活方式以避免这些加重因素，会使患者久坐不动，并对生活质量产生不利影响，因此大多数临床医生不主张将其作为一种治疗选择[19]。事实上，避免不活动是很重要的[6]。理疗、针灸、按摩和拉伸可以帮助暂时缓解疼痛，但作为唯一的治疗选择，它们并不能治愈或防治疼痛的复发[29]。特别是物理疗法，与其他治疗方式配合使用是很重要的。

经皮电刺激神经（transcutaneous electrical nerve stimulation，TENS）通过门控原理发挥作用，即伤害性刺激的皮层传递被非伤害性刺激阻断，在 TENS 的情况下，非伤害性刺激是对皮肤的电刺激。有证据支持 TENS 在疝修补术后急性期有效[34]，但还没有对慢性腹股沟疼痛患者进行研究。

考虑到慢性疼痛的社会心理方面，确保对其他相关疾病的治疗是明智的，如抑郁、焦虑和 / 或药物滥用。及时转诊至心理医生、精神科医生或三级护理疼痛管理诊所，对评估和治疗这些并存疾病非常重要[35]。

B. 药物治疗

神经性疼痛的治疗比较困难。国际疼痛研究协会（IASP）指南推荐是基于对疝术后神经痛和糖尿病神经病变的研究。目前还没有对腹股沟疼痛患者进行药物治疗的良好实验，在我们的实践中，我们将 IASP 指南推荐从神经性疼痛延伸为疝术后慢性疼痛（表 14.3）。

表 14.3 一线药物和阿片类药物治疗神经性疼痛的作用机制和剂量

药物	作用机制	初始剂量	滴定	最大推荐剂量	主要不良反应	禁忌证
TCAs						
去甲替林和地昔帕明	5- 羟色胺和去甲肾上腺素再摄取抑制、钠通道阻滞、N- 甲基 -D- 天冬氨酸受体拮抗剂	睡前 10~25mg	可耐受情况下,每 3~7 天增加 10~25mg	150mg/d;根据药物及其活性代谢产物的血药浓度指导进一步滴定	心脏传导阻滞、镇静、抗胆碱能作用(口干、便秘、尿潴留、视物模糊)、直立性低血压、体重增加	心肌梗死后恢复期、心律失常(尤其是心脏传导阻滞)伴随 MAO 抑制剂的使用、卟啉症
SNRIs						
杜洛西汀	5- 羟色胺与去甲肾上腺素再摄取抑制剂	每日一次,每次 30mg	一周后增加到每天 60mg	120mg/d	恶心、食欲缺乏、便秘、镇静、口干、多汗、焦虑	同时使用 MAO 抑制剂;失控性高血压
长春新碱		37.5mg,每日一次或每日 2 次	每周增加 75mg	225mg/d		
加巴喷丁类						
加巴喷丁	钙通道 α-2-δ 配体,减少突触前递质的释放	睡前 100~300mg	根据耐受性,每天增加 100~300mg,每隔 1~7 天增加 3 次	3 600mg/d(分 3 剂)	镇静、头晕、体重增加、水肿、视物模糊	无
普瑞巴林		每日 2 次,每次 75mg	在 3~7 天后增加到 300mg/d,然后在可耐受的情况下每 3~7 天增加 150mg/d	600mg/d(分 2~3 剂)		
外用利多卡因(5% 利多卡因贴片)	外周钠通道阻滞,从而导致异位放电	每天最多 3 个贴片,最长 12 小时	无	每天最多 3 个贴片,最长 12 小时	局部红斑、皮疹;无全身不良反应	已知的酰胺局麻药过敏史

说明:TCA,三环类抗抑郁药;SNRI,选择性去甲肾上腺素能再摄取抑制剂。
引自:Haanpaa et al.[55]。

(i)抗抑郁药:抗抑郁药可以减轻有抑郁症和无抑郁症患者的疼痛,这表明止痛的作用机制是独立的。去甲肾上腺素的可用性增加,从而增强下行抑制性球脊髓控制、激活内源性阿片受体、阻断钠通道和抑制 NMDA 受体[36]。抗抑郁药的镇痛剂量低于抗抑郁的剂量。抗抑郁药的分类包括:①三环类抗抑郁药(TCA);②选择性 5- 羟色胺再摄取抑制剂(SSRIs);③ 5- 羟色胺 - 去甲肾上腺素再摄取抑制剂(SNRI)。

(ii)抗惊厥药:加巴喷丁和普瑞巴林是 α-2-δ 钙通道阻滞剂,最初是为了治疗癫痫而开发,但已被发现在治疗神经性疼痛方面更有效,被推荐作为一线药物。

（ⅲ）局部用药：

（a）利多卡因贴片：这些贴片通常安全、耐受性好、全身吸收较低。

（b）辣椒素乳膏：辣椒素是一种瞬时受体电位香草素受体（TRPV1）的激动剂，激活痛觉纤维上的 TRPV1 配体门控通道，然后去极化，产生动作电位，并将疼痛信号传递到脊髓。使用辣椒素乳膏数天，会导致 TRPV1 受体脱敏，并减少疼痛信号传递[37]。

（ⅳ）阿片类药物：这些药物通常是处方药，然而，他们的效果有限，患者易产生耐受性，需要在止痛效果不佳的情况下增加剂量。

（ⅴ）肉毒杆菌毒素 A：肉毒杆菌毒素是一种强有力的神经毒素，用于治疗局灶性肌肉过度活跃，但已被证明对治疗不依赖肌肉放松的神经性疼痛有效。这可能是因为它能够减少神经源性炎症，抑制感觉神经元释放神经递质，从而减少外周敏感度，间接导致中枢敏感度降低[38]。该药物具有极好的安全性，在注射过程中没有全身的副作用和轻微不适。

伤害性疼痛可以用消炎药治疗，一线药物是非甾体抗炎药。已经尝试过短程口服类固醇，但疗效尚不明确。

不幸的是，仅靠药物治疗是不够的，疼痛经常复发。大多数患者需要进一步的干预。

C. 介入性疼痛管理

（ⅰ）超声 /X 线透视引导下的神经阻滞：IIN、IHN 和 GFN 的神经阻滞既有诊断作用，也有治疗作用。从历史上来看，这些神经阻滞是使用解剖学标志来引导针的放置。以前，这些神经阻滞是在神经刺激器引导下进行的。随着超声技术的发展及其在区域麻醉中的应用，这些神经阻滞现在可以在超声直视化下成功实施，这降低了腹腔内注射的风险和神经损伤，还由于提高了准确性而降低了注射量[6]。Thomassen 等的一项研究显示，在 21 个月的中位随访时间内，55% 的患者不再报告神经性疼痛，32% 的患者不再报告中度至重度的神经性疼痛。这些神经阻滞采用的是局部麻醉药和皮质类固醇的联合使用[39]（图 14.2 和图 14.3）。

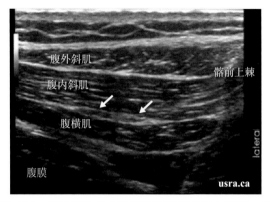

图 14.2　髂腹股沟神经和髂腹下神经的超声图像。箭头：腹股沟 / 髂腹下神经（来自：usra.ca）

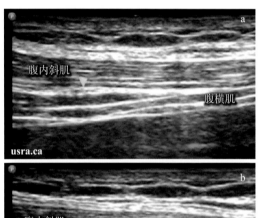

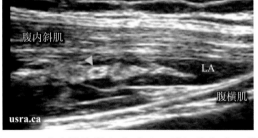

图 14.3　髂腹股沟神经和髂腹下神经的超声图像。
a. 显示腹内斜肌和腹横肌之间平面内的低回声神经。
b. 显示 II/IH 神经完全被局麻药包围（LA）（来自：usra.ca）

（ⅱ）神经消融：如果神经阻滞只能提供明显的暂时镇痛，却不能长期缓解，则可以考虑神经松解术、冷冻消融术和脉冲射频（pulsed radiofrequency，PRF）等神经消融技术来实现更持久的止痛。使用含苯酚的化学神经松解术[40]和冷冻消融术[41,42]的研究很少，样本量也很小。但对于 T_{12}、L_1 和 L_2 神经根[43,44]以及直接对腹股沟中的受累神经进行的 PRF 已有多个病例研究[45,46]。

Werner 等人发表的综述表明，在 3~9 个月的随访期内，神经轴型和外周型 PRF 技术均有 63%~100% 的缓解（$n=8$）。他们的结论是，证据基础相当有限，并建议改进这种模式的研究[47]。

PRF 以脉冲形式提供高强度电流，允许热量（通常为 42℃）消散，从而防止达到神经破坏性温度，降低神经瘤形成、神经炎性反应和传入传导疼痛等并发症的风险。镇痛的作用机制可能是暂时抑制神经传导，但确切的机制仍不清楚。

（iii）神经调节：神经调节技术，如周围神经场刺激或脊髓刺激，可以考虑用于一组患有顽固性腹股沟疼痛对常规治疗（包括药物治疗、介入治疗甚至手术治疗）都无效的患者。外周神经刺激器[48-50]、脊髓刺激器[51,52]、神经根模拟器[53]以及脊髓 - 周围神经联合刺激器使用[54]的病例报告都显示可显著缓解疼痛。这些植入式装置通过在疼痛的区域产生轻度的感觉异常来缓解疼痛。通过严格的筛选，精神减压，常规治疗失败的经验，以及 3~7 天的刺激实验，可以提高这些技术的成功率[48]。

结论

疝修补术后慢性疼痛是社会的重大负担，通过细致的疝修补术来预防术后疼痛发生是减轻这一负担的关键。术前通过识别危险因素来识别可能会发生的慢性疼痛患者。需要详细的病史询问和有针对性的体检来确定疼痛的原因，而像 CT 扫描或 MRI 这样的诊断检查可以帮助排除可治疗的疼痛病因。一旦诊断出疝修补术后慢性疼痛，就需要多模式、多学科的治疗。转诊到专门的疼痛管理机构可能是必要的。识别和治疗合并症在所有类型的慢性疼痛治疗中都很重要。患者应在药理学上优化抗抑郁药、抗癫痫药、非甾体抗炎药和外用药物的应用。患者有典型神经分布疼痛者，应该接受诊

断性和潜在的治疗性神经阻滞。神经消融和神经调节是很有前景的技术，可能会有助于避免再次手术。

（陶玄斌　丁政　译）

参考文献

1. Crombie IK, Davies HT, Macrae WA. Cut and thrust: antecedent surgery and trauma among patients attending a chronic pain clinic. Pain. 1998;76(1–2):167–71.
2. Kehlet H, Jensen TS, Woolf CJ. Persistent post-surgical pain: risk factors and prevention. Lancet. 2006;367(9522):1618–25.
3. Nienhuijs S, et al. Chronic pain after mesh repair of inguinal hernia: a systematic review. Am J Surg. 2007;194(3):394–400.
4. Poobalan AS, et al. A review of chronic pain after inguinal herniorrhaphy. Clin J Pain. 2003;19(1):48–54.
5. Hakeem A, Shanmugam V. Current trends in the diagnosis and management of post-herniorrhaphy chronic groin pain. World J Gastrointest Surg. 2011;3(6):73–81.
6. Bjurstrom MF, et al. Pain control following inguinal herniorrhaphy: current perspectives. J Pain Res. 2014;7:277–90.
7. Chaplan SR, et al. Neuronal hyperpolarization-activated pacemaker channels drive neuropathic pain. J Neurosci. 2003;23(4):1169–78.
8. Woolf CJ. Central sensitization: implications for the diagnosis and treatment of pain. Pain. 2011;152(3 Suppl):S2–15.
9. Nitzan-Luques A, Devor M, Tal M. Genotype-selective phenotypic switch in primary afferent neurons contributes to neuropathic pain. Pain. 2011;152(10):2413–26.
10. Ji RR, Berta T, Nedergaard M. Glia and pain: is chronic pain a gliopathy? Pain. 2013;154(Suppl 1):S10–28.
11. Scholz J, et al. Blocking caspase activity prevents transsynaptic neuronal apoptosis and the loss of inhibition in lamina II of the dorsal horn after peripheral nerve injury. J Neurosci. 2005;25(32):7317–23.
12. Simpson DM, et al. Controlled trial of high-concentration capsaicin patch for treatment of painful HIV neuropathy. Neurology. 2008;70(24):2305–13.
13. Heise CP, Starling JR. Mesh inguinodynia: a new clinical syndrome after inguinal herniorrhaphy? J Am Coll Surg. 1998;187(5):514–8.
14. Di Vita G, et al. Tension-free hernia repair is associated with an increase in inflammatory response markers against the mesh. Am J Surg. 2000;180(3):203–7.
15. Sajid MS, et al. A systematic review and meta-analysis

evaluating the effectiveness of lightweight mesh against heavyweight mesh in influencing the incidence of chronic groin pain following laparoscopic inguinal hernia repair. Am J Surg. 2013;205(6):726–36.

16. Amid PK, Hiatt JR. New understanding of the causes and surgical treatment of postherniorrhaphy inguinodynia and orchalgia. J Am Coll Surg. 2007;205(2):381–5.

17. Loos MJ, Roumen RM, Scheltinga MR. Classifying post-herniorrhaphy pain syndromes following elective inguinal hernia repair. World J Surg. 2007;31(9):1760–5. discussion 1766-7

18. Bay-Nielsen M, et al. Pain and functional impairment 1 year after inguinal herniorrhaphy: a nationwide questionnaire study. Ann Surg. 2001;233(1):1–7.

19. Courtney CA, et al. Outcome of patients with severe chronic pain following repair of groin hernia. Br J Surg. 2002;89(10):1310–4.

20. Franneby U, et al. Risk factors for long-term pain after hernia surgery. Ann Surg. 2006;244(2):212–9.

21. Aasvang E, Kehlet H. Chronic postoperative pain: the case of inguinal herniorrhaphy. Br J Anaesth. 2005;95(1):69–76.

22. Powell R, et al. Psychological risk factors for chronic post-surgical pain after inguinal hernia repair surgery: a prospective cohort study. Eur J Pain. 2012;16(4):600–10.

23. Dennis R, O'Riordan D. Risk factors for chronic pain after inguinal hernia repair. Ann R Coll Surg Engl. 2007;89(3):218–20.

24. Hinrichs-Rocker A, et al. Psychosocial predictors and correlates for chronic post-surgical pain (CPSP) - a systematic review. Eur J Pain. 2009;13(7):719–30.

25. de Goede B, et al. Meta-analysis of glue versus sutured mesh fixation for Lichtenstein inguinal hernia repair. Br J Surg. 2013;100(6):735–42.

26. Colvin HS, et al. Glue versus suture fixation of mesh during open repair of inguinal hernias: a systematic review and meta-analysis. World J Surg. 2013;37(10):2282–92.

27. Kaul A, et al. Staple versus fibrin glue fixation in laparoscopic total extraperitoneal repair of inguinal hernia: a systematic review and meta-analysis. Surg Endosc. 2012;26(5):1269–78.

28. Rab M, Ebmer J, Dellon AL. Anatomic variability of the ilioinguinal and genitofemoral nerve: implications for the treatment of groin pain. Plast Reconstr Surg. 2001;108(6):1618–23.

29. Vuilleumier H, Hubner M, Demartines N. Neuropathy after herniorrhaphy: indication for surgical treatment and outcome. World J Surg. 2009;33(4):841–5.

30. Amid PK. Radiologic images of meshoma: a new phenomenon causing chronic pain after prosthetic repair of abdominal wall hernias. Arch Surg. 2004;139(12):1297–8.

31. Bradley M, et al. The groin hernia - an ultrasound diagnosis? Ann R Coll Surg Engl. 2003;85(3):178–80.

32. van den Berg JC, et al. Detection of groin hernia with physical examination, ultrasound, and MRI compared with laparoscopic findings. Investig Radiol. 1999;34(12):739–43.

33. Aasvang EK, et al. MRI and pathology in persistent postherniotomy pain. J Am Coll Surg. 2009;208(6):1023–8; discussion 1028–9

34. DeSantana JM, et al. Hypoalgesic effect of the transcutaneous electrical nerve stimulation following inguinal herniorrhaphy: a randomized, controlled trial. J Pain. 2008;9(7):623–9.

35. Gilron I, Baron R, Jensen T. Neuropathic pain: principles of diagnosis and treatment. Mayo Clin Proc. 2015;90(4):532–45.

36. Mico JA, et al. Antidepressants and pain. Trends Pharmacol Sci. 2006;27(7):348–54.

37. Wong GY, Gavva NR. Therapeutic potential of vanilloid receptor TRPV1 agonists and antagonists as analgesics: recent advances and setbacks. Brain Res Rev. 2009;60(1):267–77.

38. Aoki KR. Review of a proposed mechanism for the antinociceptive action of botulinum toxin type A. Neurotoxicology. 2005;26(5):785–93.

39. Thomassen I, et al. Ultrasound-guided ilioinguinal/iliohypogastric nerve blocks for chronic pain after inguinal hernia repair. Hernia. 2013;17(3):329–32.

40. Parris D, et al. A novel CT-guided transpsoas approach to diagnostic genitofemoral nerve block and ablation. Pain Med. 2010;11(5):785–9.

41. Fanelli RD, et al. Cryoanalgesic ablation for the treatment of chronic postherniorrhaphy neuropathic pain. Surg Endosc. 2003;17(2):196–200.

42. Campos NA, Chiles JH, Plunkett AR. Ultrasound-guided cryoablation of genitofemoral nerve for chronic inguinal pain. Pain Physician. 2009;12(6):997–1000.

43. Rozen D, Ahn J. Pulsed radiofrequency for the treatment of ilioinguinal neuralgia after inguinal herniorrhaphy. Mt Sinai J Med. 2006;73(4):716–8.

44. Rozen D, Parvez U. Pulsed radiofrequency of lumbar nerve roots for treatment of chronic inguinal herniorraphy pain. Pain Physician. 2006;9(2):153–6.

45. Mitra R, Zeighami A, Mackey S. Pulsed radiofrequency for the treatment of chronic ilioinguinal neuropathy. Hernia. 2007;11(4):369–71.

46. Cohen SP, Foster A. Pulsed radiofrequency as a treatment for groin pain and orchialgia. Urology. 2003;61(3):645.

47. Werner MU, et al. Pulsed radiofrequency in the treatment of persistent pain after inguinal herniotomy: a systematic review. Reg Anesth Pain Med. 2012;37(3):340–3.

48. Banh DP, et al. Permanent implantation of peripheral nerve stimulator for combat injury-related ilioinguinal neuralgia. Pain Physician. 2013;16(6):E789–91.

49. Rosendal F, et al. Successful treatment of testicular pain with peripheral nerve stimulation of the cutaneous branch of the ilioinguinal and genital branch of the genitofemoral nerves. Neuromodulation.

2013;16(2):121–4.

50. Carayannopoulos A, Beasley R, Sites B. Facilitation of percutaneous trial lead placement with ultrasound guidance for peripheral nerve stimulation trial of ilioinguinal neuralgia: a technical note. Neuromodulation. 2009;12(4):296–301.

51. Elias M. Spinal cord stimulation for post-herniorrhaphy pain. Neuromodulation. 2000; 3(3):155–7.

52. Yakovlev AE, et al. Spinal cord stimulation as alternative treatment for chronic post-herniorrhaphy pain. Neuromodulation. 2010;13(4):288–90; discussion 291

53. Alo KM, et al. Lumbar and sacral nerve root stimulation (NRS) in the treatment of chronic pain: a novel anatomic approach and neuro stimulation technique. Neuromodulation. 1999;2(1):23–31.

54. Mironer YE, Monroe TR. Spinal-peripheral neurostimulation (SPN) for bilateral postherniorrhaphy pain: a case report. Neuromodulation. 2013;16(6):603–6.

55. Haanpaa ML, et al. Treatment considerations for patients with neuropathic pain and other medical comorbidities. Mayo Clin Proc. 2010;85(3 Suppl):S15–25.

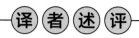

译者述评

　　疝修补术后腹股沟慢性疼痛被认为是腹股沟疝修补术后严重的并发症，严重影响患者的生活质量。对腹股沟神经解剖的深刻理解是至关重要的。因此解决这种疼痛的最佳措施是通过规范化疝修补术特别仔细地保护涉及的神经，来预防和减少疼痛的发生。所幸中国人疝术后慢性疼痛比例较低，程度较轻。一旦发生，可请疼痛科专家评估会诊，接受多学科、合理的、阶梯式的治疗方法，最大限度减轻症状，改善患者的生活质量。

（邓先兆　樊友本）

第 15 章
腹股沟痛的手术处理

Michael W. Robinson, David C. Chen

不幸的是,腹股沟疝修补术本身是术后腹股沟痛的重要因素。疼痛是影响患者满意度、体力活动、劳动能力、就业和生活质量的最关键的临床结局。在过去的几十年中,疝修补技术得到发展,复发率降低。然而,疝术后慢性腹股沟痛仍然是一种罕见但重要的疾病。疝修补后的慢性疼痛发生率根据文献报道和定义的不同而有所不同,但据报道高达 60%[1]。瑞典疝登记部门指出严重的疝术后疼痛发生率介于 5%~7% 之间,其中部分患者出现使人衰弱的并发症[2]。

绝大部分术后腹股沟痛患者的症状都会随着时间的推移而改善,仅需进行经验性处理和采取保守措施即可。然而,由于慢性疼痛是由急性疼痛的持续发展而引起的,因此不应忽略术后疼痛,较长的持续时间可能会导致其严重性得不到改善。初始管理应包括止痛药、休息和诊断评估,以排除复发或其他可补救的原因。神经性疼痛可能会对神经性药物(如加巴喷丁或普瑞巴林)以及非典型抗抑郁药产生反应。物理疗法、认知行为疗法、针灸和生物反馈都是管理慢性疼痛的有用辅助手段。慢性疼痛专家和多学科方法有助于管理保守疗法难以治疗的复杂患者。诸如神经阻滞和采用局部麻醉剂(含或不含类固醇)的干预措施等可能有助于诊断和治疗神经性疼痛。

复发、神经性疼痛、"网片瘤"、异物感和睾丸痛是腹股沟疝修补术后慢性疼痛保守治疗难以缓解的原因,应考虑对其进行手术治疗。为

了进行手术治疗,必须充分了解许多潜在的风险,包括但不限于腹股沟神经解剖学,疼痛的可能病因机制,症状的发作和时机,先前的手术,疼痛的特征和强度,以及对干预和神经阻滞的反应[3,4]。

诊断评估还必须区分特定类型的疼痛,包括伤害性、神经性、躯体性和内脏性疼痛。伤害性疼痛是组织损伤和炎症的结果,通常表现为深部痛、隐痛、挤压痛、刺痛或搏动性疼痛。这种类型的疼痛也可能与网片的植入直接相关。补片的皱缩、折叠、收缩和网状瘢痕可能发展为"网片瘤"疼痛或异物感,而切除术可能会使患者受益[4]。神经性疼痛通常表现为痛觉过敏、感觉异常、感觉亢进、感觉减退和 / 或痛觉超敏的症状,与直接神经损伤、卡压或神经周围瘢痕形成有关[5]。这种疼痛通常会向下放射到阴囊或股三角,并遵循与这些神经的走行相对应的皮肤分布。腹股沟神经之间存在大量的神经解剖学差异、交叉神经支配和皮肤重叠,这对确切受累神经的选择性神经切除术提出了挑战。就像腹股沟疝术后疼痛的病因一样,由于影响患者主观疼痛经历(即社会、心理、遗传)和疼痛类型的多种因素存在,诊断和治疗都很复杂。

考虑到手术时机和患者的选择,对于腹股沟疝术后的慢性疼痛,保守措施的失败本身并不是必须进行手术治疗的指征。成功与否完全取决于选择有无可纠正疼痛原因的患者。通常,慢性疼痛指持续超过 3 个月的疼痛,有可能需要手术干预。在疝补片修补术中,由于补片

融合和重塑的持续进行,这通常会延长至 6 个月,并且症状可能会随着经验性的治疗而改善。术前评估必须包括对前次手术记录的审查(术式、所用补片的类型、补片的位置、固定方法),成像以评估"网片瘤"或其他解剖学异常以及对先前干预措施的反应。

明显或隐匿的疝气复发可能导致或加剧疼痛,应予以处理。初次手术后出现的神经性疼痛,遵循皮肤神经分布,明确与手术相关,通过神经性药物治疗可缓解,并对神经阻滞、消融或神经调节有反应,这可以为再次手术提供指引。当在临床和放射学上发现"网片瘤"时,可通过补片切除术来改善,以解决异物感和腹股沟结构受压或压迫。并发的睾丸痛是一个复杂的问题,其起源也可能是神经性或损伤性的。进行补救性手术时,将支配输精管(脉管旁神经)的自主神经切除可能有效。

解剖

对腹股沟神经解剖的经验、熟悉度和重视程度,对于避免神经损伤和有效治疗神经性疼痛至关重要。在前入路和后入路疝修补时要注意腹股沟神经的分布和变异。腹股沟神经起源于腹膜后的腰神经丛,并通过腹股沟管穿出[6]。在腹横筋膜前方的平面中,髂腹股沟神经、髂腹下神经和生殖股神经的生殖支穿过手术区域,容易受伤。

在开放式手术中,髂腹股沟神经通常进入髂前上棘内侧的腹股沟管,然后平行于精索走行,通常位于精索的前表面,并通过外环穿出。当它穿过腹横肌和腹内斜肌时,它被一层筋膜所覆盖。应避免不必要地松解或剥离这一层,以保护神经不会接触补片和瘢痕。

髂腹下神经通常进入髂腹股沟神经内侧的腹股沟管,并在腹壁的内外斜肌层之间穿行。腹横筋膜同样保护神经不和补片接触。髂腹下神经恒定地存在于联合肌腱的腹外斜肌和腹内斜肌之间。10%~15% 的患者在腹股沟管内没有可见的髂腹下神经,因为它可能在腹内斜肌

腱膜下方走行于腱膜下,这可能导致在内侧缝合和固定网片时的潜在损伤。在这些情况下,打开解剖层次暴露神经的入口和出口来辨识神经。有一段额外的肌内神经段,位于腹股沟管的头外侧腹内斜肌内。这部分神经可能会受伤,因为在疝修补补片中通常看不到。在开放式修补中,将腹内斜肌缝合到内环水平以上可能导致神经损伤。

生殖股神经的生殖支进入腹股沟深环,在精索内侧穿过腹股沟管,精索被深筋膜覆盖。它的位置是最容易确定的,因为它靠近精索外静脉。神经通常受到克氏筋膜的保护,破坏可导致直接损伤,暴露和直接接触网片导致瘢痕形成。

经腹股沟管行腹膜前开放式修补术,除前面神经外,生殖股神经的股支和股外侧皮神经也可能受累。在腹腔镜腹膜前入路中,生殖股神经和股外侧皮神经的生殖支和股支位于手术区域,必须加以考虑。生殖股神经干从腰丛出来,通常从 L_1 的神经根发出,在腹膜后离开腰大肌,在其前表面走行。当它走到腹膜前平面时,走行变得更加多变。它通常分为生殖支和股支,生殖支向内侧靠近髂血管向内环走行,股支在髂腹肌束下向大腿前外侧走行。髂腹沟神经和髂腹下神经在腹膜前区不可见,但在穿过腹股沟管浅表至手术区时,通过腹横筋膜(即缝线、钉)穿透固定有损伤的危险。股神经干穿行于腰大肌后外侧的腹膜后间隙,不常因固定、能量、热损伤或过度切断而损伤,如损伤表现为运动功能障碍。根据主观症状、先前手术方式、体检结果、皮肤标测的体感评估和成像了解感觉和运动神经损伤的潜在位置对成功的手术干预至关重要[7]。

神经病理性疼痛的外科治疗

对保守治疗无效的腹股沟疝修补术后的慢性疼痛的手术治疗需要根据可能的病理原因选择最佳的治疗方法。补救性手术的目标是同时解决所有可能的原因,以防止随后的风险和困

难的再次手术,同时需要平衡再手术的发生率。一般来说,选择性神经松解术或神经切除术、网片切除术或单纯修补／翻修先前的疝修补术是一种不太有效的治疗策略。因为神经分布重叠,其他疼痛原因例如神经、网片和固有解剖结构与补救手术的内在创伤因素可能同时存在。神经松解术的疗效有限,不建议考虑。因为它不能解决炎症和包裹神经的整体结构变化。去除缝合线或固定装置,同时留下受伤的神经也不一定能缓解疼痛。

对于大多数前腹股沟疝修补术和后入路固定术,多条腹股沟神经可能受累或将面临再次手术的风险。三联神经切除术更有效,但会导致更大的麻木和潜在的超敏反应。当根据可能的损伤机制、先前手术范围、体格检查和皮肤定位,区分出一条可能不重叠的孤立神经时,可考虑选择性神经切除术(例如,无固定的腹腔镜下生殖股神经切除术,股外侧皮神经分布的孤立性疼痛,网塞修补术后单纯性阴囊疼痛)[8,9]。在这些情况下,神经切除术应量身定做,以尽量减少修复造成的附带损害。

在手术瘢痕区进行手术也增加了手术的复杂性。Bischoff 等人描述了他们对 54 例开放式网片修复术后慢性疼痛患者进行选择性神经切除的经验。髂腹股沟神经、髂腹下神经和生殖股神经分别在 40 例(74%)、20 例(37%)和 13 例(24%)患者中被识别,说明即使有经验的医生再次手术神经识别也是一个挑战[10]。在再手术区域,很难精确分离腹股沟受累神经,而且常常有一条以上的神经涉及疝修补术后慢性神经病理性疼痛。

三联神经切除术是治疗难治性神经病理性疼痛的公认外科治疗方法,在大多数情况下,可以说是最有效的选择[8,9]。根据我们的经验,800 多名患者采用开放式入路,90 多名患者采用腹腔镜腹膜后入路,成功率分别为 85% 和 90%[11]。这些手术的有效率应结合严格的患者选择来看,这是迄今为止预测手术成功干预的最重要因素。当结合"网片瘤"切除时,开放式三联神经切除术可有效缓解大多数筛选的难治

性神经性和伤害性腹股沟疼痛。最有可能从神经切除术中获益的是那些在原手术前没有出现神经性疼痛的患者,这些疼痛与腹股沟区分布无关,并且通过治疗性神经阻滞得到了改善。

手术风险

开放式三联神经切除和腹股沟再探查不是好做的手术。它确实有发生并发症的风险,包括新的和正在进行的疼痛、神经过敏和预期的永久性麻木。在女性患者中,这可能包括同侧阴唇麻木和潜在的相关性功能障碍。与瘢痕区再手术相关的风险包括出血、先前疝修补遭破坏、复发、血管损伤和睾丸萎缩或切除。在进行手术前,应对这些风险进行讨论和记录。一般来说,由于手术的预期结果不是完全达到恢复正常及无痛,因此应建议患者对更高强度的疼痛或使人衰弱的疼痛进行手术干预。相反,成功的干预被定义为改善或减轻高强度疼痛和痛苦以及改善功能。

技术

三联神经切除术包括切除髂腹股沟神经、生殖股神经生殖支和髂腹下神经的各段,从原始手术野的近端到最远的可触及点。开放式三联神经切除术的显露通常采用原切口。如果最初的修补是在腹腔镜下完成的,则使用标准的腹股沟切口。与典型的疝修补术相比,将切口向头侧和外侧延伸,有利于髂腹股沟神经和髂腹下神经近端在瘢痕较少的位置暴露。

髂腹股沟神经通常位于腹股沟深环外侧,并尽可能在近端分离(图 15.1)。髂腹下神经位于内外斜肌腱膜之间的平面上(图 15.2)。近端追踪至肌内段,在原手术区域分离。如前所述,必须小心地切除这段神经,以便进行完整的神经切除术。如果髂腹下神经在腱膜下发生变异,则在神经横穿腹内斜肌和腹外斜肌处、腹内斜肌腱膜下方切断神经。

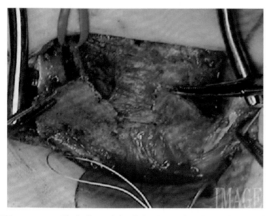

图 15.1　开放式前入路网片切除和神经切除术。髂腹股沟神经周围有红色血管环。补片分离到内环

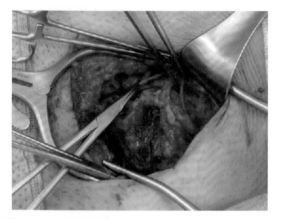

图 15.2　开放式前神经切除术。髂腹下神经（钳内）在联合腱处发现

生殖股神经的生殖支与精索下的精索外静脉相邻，或通过内环外侧。在神经切除术中，结扎这条神经并在内环处分开。我们通常结扎、切断神经，这可能会减少神经瘤的形成。我们的标准做法包括将近端神经残端埋入周围肌肉，以保护其免受手术区的炎症和瘢痕影响。

腹膜前疝修补术后慢性疼痛

随着广泛采用腹膜前开放式和微创（腹腔镜和机器人）腹股沟疝修补术，后入路修补术后慢性腹股沟痛的发生率增加，对手术治疗提出了不同的挑战。腹膜前神经和后方放置的网片不易接近，移除技术上更具挑战性。后入路修补后，最常累及的神经是主干、股支和生殖股神

经生殖支的腹膜前段。这些神经没有单独的筋膜覆盖，因此，如果与网片接触，损伤的风险会增加。在腹腔镜和机器人修复术中，由于更广泛的肌耻骨孔分离，股外侧皮神经的损伤也必须考虑。后入路修复术后的神经损伤可以通过腹腔镜下三联神经切除术或开放式扩大三联神经切除术来解决，其中包括后腹膜内主要生殖股神经主干的节段切除[12]。

对于开放式扩大三联神经切除术，标准的前入路用于处理髂腹股沟和髂腹下神经。然后利用髂腹下神经肌内段切除术中所用的腹内斜肌上的同一切口，扩大视野，显露腹膜后再分离腹股沟底平面。继而分离腹横肌，暴露腹膜壁。继续向内侧和头侧分离，露出腰大肌和穿过肌肉显露生殖股神经主干（图 15.3）。这种入路方法治疗由主干、股支或生殖支腹膜前段损伤引起的神经病理性疼痛，这在标准的三联神经切除术中是无法达到的。

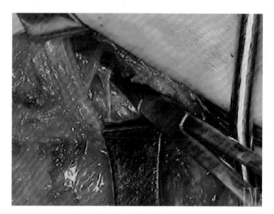

图 15.3　经腹股沟底平面开放式扩大前神经切除术。生殖股神经生殖支位于腰大肌上方

另外，微创腹腔镜和机器人腹股沟神经切除术可改善腹膜后和腹膜前神经的入路和识别，同时避免再手术区域瘢痕。如果主要表现为神经病理性疼痛而无网片瘤或补片相关问题，腹腔镜下神经切除术的手术并发症有限（即对睾丸、精索结构无风险，先前修补损伤后复发，或伴有补片移除过程的血管损伤）。使用与腹腔镜经腹腔或完全腹膜外腹股沟疝修补术相同的方法，在腹膜前平面识别和分离生殖股

神经或股外侧皮神经（图 15.4）。如果需要前入路补片切除和髂腹下或髂腹股沟神经切除术，也可以结合开放式手术作为一种混合手术。

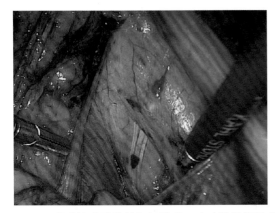

图 15.4　腹腔镜腹膜前神经切除术。生殖股神经的生殖支，位于腰大肌上方（用左抓取器表示）。生殖股神经的股支在腰大肌外侧有三个分支

对于在腹腔镜下疝修补术后出现的孤立性或主要神经源性疼痛、多次前入路开放式手术、早期感染合并广泛腹股沟瘢痕以及尝试前入路腹股沟神经切除术失败的病例，腹腔镜下腹膜后三联神经切除术是处理这些神经的最佳选择。髂腹下神经和髂腹股沟神经位于腹膜后，发自 L_1 神经根，穿过腰方肌（图 15.5）。虽然神经解剖变异仍然存在，但这些神经在腰丛近端的走行更加稳定可靠。生殖股神经干位于腰大肌上方，从 L_1 水平引出（图 15.6）。在 30% 以上的情况下，生殖支和股支分离，在神经切除前，应确认生殖股神经向内环的远端走行。股外侧皮神经从 L_3 发出，然后从髂嵴下方穿过髂肌，到达大腿外侧，如果需要，可以沿着其近端走行寻找该神经。

这种近端水平的神经切除术是非常可靠和有效的，但不能解决复发、伤害性疼痛或补片相关的病因。它可以单独使用，也可以与开放式补片移除或修补的方法结合使用。然而，采取近端神经切除术成功治疗神经病理性疼痛的相同因素，导致其出现并发症。在手术知情同意书中，必须考虑、理解并向患者解释近端神

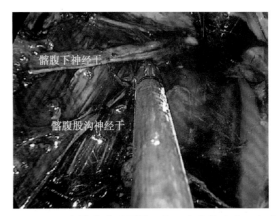

图 15.5　经内镜腹膜后暴露于方肌上方的髂腹下和髂腹股沟神经干

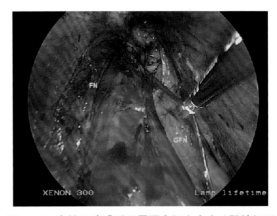

图 15.6　内镜下腹膜后显露腰大肌上方生殖股神经干

经切除术的预期副作用和并发症。在近端神经切除术后，预期的麻木区域更大。整个神经区域与近端分支一起受到影响，近端分支在开放式神经切除术中被保留。髂腹下神经通常有一个向下背部和上臀部延伸的后支。切除一个共同的生殖股神经总干将牺牲由股支支配的大腿前上部的感觉。更大面积的去神经支配可能增加去神经反应过敏症的风险。近端髂腹下神经切除术也会导致下斜肌运动神经的丧失，这可能导致外侧膨出和腹壁松弛。由于交叉神经支配和代偿作用，这通常随时间的推移而改善，但这是近端去神经支配的一个已知结局。一般来说，最好在尽可能远的位置进行神经切除术，靠近可能的损伤部位，这样可以减少不必要的副作用。

补片相关疼痛

补片相关疼痛和网片瘤可能独立存在，也可能与神经病理性疼痛同时存在。补片的类型、规格和位置以及由此产生的症状决定了修复手术的选择。前入路平片可能折叠、挤压或移位，导致疼痛和异物感。网塞和双层补片可能会迁移、收缩或折叠，或者补片的三维结构可能导致异物感。经开放式手术或腹腔镜后入路修补的平片可折叠、翻转、移位或导致异物感。去除补片具有挑战性，方法取决于先前操作的路径、位置和症状。最大的并发症包括血管损伤、睾丸萎缩、修复破坏和内脏损伤。如果出现神经病理性疼痛，应同时切除受累神经。由于邻近补片的腹股沟神经存在损伤风险，因此移除网片也可能需要进行神经切除术，以防止神经性疼痛的发生。

可通过前入路移除前平片、网塞和双层网片（图 15.1）。应特别注意保护精索结构和精索血管。不强制要求完全去除补片，去除大部分补片可能足以改善症状。如果分离困难，在精索附近或血管周围留下一个小的网片边缘是谨慎的选择，以尽量减少风险和并发症。贯穿前后入路层次的网片（即网塞补片、双层网片、ONSTEP）可通过腹股沟前入路完成，也可结合腹腔镜和开放式手术。在开放式或腹腔镜手术时放置的后入路补片可以通过前入路手术移除，但是由于暴露具有挑战性，移除通常是困难的。腹腔镜和机器人取补片通常可通过经腹入路进行，遵循保护血管、内脏和精索结构的相同原则（图 15.7）。这些治疗性微创手术需要高度的技术技能、经验，最重要的是临床和手术判断，最好留给有经验的专家。

疝修补术后睾丸炎

在一部分患者中，腹股沟疝修补术后，睾丸痛伴随腹股沟疼痛。区分睾丸疼痛和阴囊疼痛是很重要的，阴囊疼痛常伴有生殖神经痛。如果

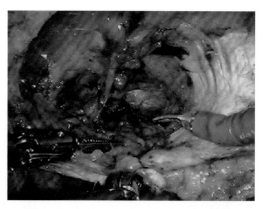

图 15.7　机器人经腹腔腹膜前网片切除术

出现这种情况，单纯的三联神经切除术并不能减轻疼痛。与腹股沟痛一样，疝修补术后睾丸痛可能由不同的病因重叠引起。伤害性睾丸疼痛可能是由于睾丸实质的直接损伤、动脉梗塞或静脉阻塞引起的血管损伤所致。这种类型的疼痛很难处理，可能保守治疗以及包括睾丸切除术在内的干预措施都难以治愈。继发于疝修补术的神经性睾丸疼痛可能是由血管旁神经纤维的神经病变引起的，血管旁神经纤维是与精索结构一起走行的自主神经纤维，在内环水平合并包裹输精管。对于神经性睾丸炎的患者，可以在三联神经切除术或网片切除术时进行血管旁神经切除术。在使用平片、网塞或双层网片进行前入路修复后，可以在内环和网片附近进行手术（图 15.8）。在腹腔镜下进行补片修补术后的睾丸痛中，前入路输精管神经松解术不太可能有效，因为损伤靠近精索结构。在这些腹膜前修

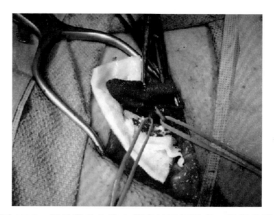

图 15.8　开放性前入路血管旁神经切除术。输精管黏附在网塞上

复的病例中,接近网片的血管旁自主神经丛切除术可以通过腹腔镜或机器人完成(图 15.9)。

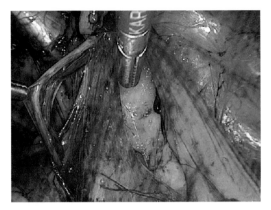

图 15.9　腹腔镜腹膜前血管旁神经切除术。包裹输精管的神经(左)

结果

我们的经验包括 800 多例接受开放式三联神经切除术的患者。在原修补未进入腹膜前间隙的患者中,95% 的患者术后腹股沟痛得到了满意的改善或缓解。这些结果包含了髂腹下神经肌内段切除的三联神经切除。在此改良手术之前,只切除了髂腹下神经的腹股沟部分,相关成功率较低,为 85%[4]。

在腹膜前腹股沟疝修补术后慢性腹股沟疼痛患者中,包括生殖股神经主干在内的开放式扩大三联神经切除术已实施,其中 90% 以上的患者疼痛明显改善。对于后入路修补和多次前入路修补术后的腹股沟痛,腹腔镜下腹股沟区域腹膜后三联神经切除术是一种有效的选择。在选择性神经病变的病例中,这种手术技术可改善 90% 以上的神经病变性疼痛。此外,我们还将开放式和微创的血管旁神经切除术与三联神经切除术结合起来治疗腹股沟疝修补术后疼痛和并发神经性睾丸炎的患者。在我们的初期结果中,83% 的患者消除了睾丸炎[11]。睾丸炎的其他病因使得成功的干预不那么明确。这些有限的病例表明,这些手术是安全和成功的,以待未来的研究来完成确定一个标准化的临床有效性。

结论

腹股沟疝修补术后慢性疼痛是一个难以处理的并发症,可能发生在所有的腹股沟疝修补方法中——开放式、腹腔镜、机器人、补片修补或组织缝合。它是多种因素的结局,包括复杂多变的神经解剖学、腹股沟底平面的动态改变、手术技术、补片结构和整合、个体患者的易感以及调节疼痛主观体验的心理社会因素。虽然大多数患者可以通过保守措施进行治疗,但有一小部分患者的身体明显衰弱,影响日常生活、体力活动、就业、人际关系、社会化、性活动、睡眠和整体生活质量。对于难治性病例,手术治疗有助于改善症状和恢复功能。

神经性腹股沟痛可通过切除受累的腹股沟神经而改善。去除网片可以改善与“网片瘤”、移位、侵蚀和异物感觉有关的症状。应在进行任何补救操作时解决复发问题。腹股沟修补术后出现的相关睾丸痛可能是对输精管周围的自主神经纤维切除有反应。预后和进一步并发症的预防取决于对可能的损伤机制和神经解剖学的了解、细致的手术技术、手术决策和明智的病例选择。对于有严重症状、障碍和难以缓解的疼痛的患者,手术治疗可以恢复一定程度的功能、生活质量和希望。

(王栋　译)

参考文献

1. Hakeem A, Shanmugam V. Inguinodynia following Lichtenstein tension-free hernia repair: a review. World J Gastroenterol. 2011;17(14):1791–6.
2. Franneby U, Sandblom G, Nordin O, Nyren O, Gunnarsson U. Risk factors for long-term pain after hernia surgery. Ann Surg. 2006;244(2):212–9.
3. Lichtenstein IL, Shulman AG, Amid PK, Montllor MM. Cause and prevention of postherniorrhaphy neuralgia: a proposed protocol for treatment. Am J Surg. 1988;155(6):786–90.
4. Amid PK, Hiatt JR. New understanding of the causes and surgical treatment of postherniorrha-

phy inguinodynia and orchalgia. J Am Coll Surg. 2007;205(2):381–5.

5. Aavsang E, Kehlet H. Surgical management of chronic pain after inguinal hernia repair. Br J Surg. 2005;92(7):795–801.

6. Klaassen Z, Marshall E, Tubbs RS, Louis RG Jr, Wartmann CT, Loukas M. Anatomy of the ilioinguinal and iliohypogastric nerves with observations of their spinal nerve contributions. Clin Anat. 2011;24(4):454–61.

7. Klaassen Z, Marshall E, Tubbs RS, Louis RG Jr, Wartmann CT, Loukas M. Anatomy of the ilioinguinal and iliohypogastric nerves with observations of their spinal nerve contributions. Clin Anat (New York, NY). 2011;24(4):454–61.

8. Aavsang E, Kehlet H. The effect of mesh removal and selective neurectomy on persistent posthemiotomy pain. Ann Surg. 2009;249(2):327–34.

9. Loos MJ, Scheltinga MR, Roumen RM. Tailored neurectomy for treatment of postherniorrhaphy inguinal neuralgia. Surgery. 2010;147(2):275–81.

10. Bischoff JM, Enghuus C, Werner MU, Kehlet H. Long-term follow-up after mesh removal and selective neurectomy for persistent inguinal postherniorrhaphy pain. Hernia. 2013;17(3):339–45.

11. Lange JF, Kaufmann R, Wijsmuller AR, Pierie JP, Ploeg RJ, Chen DC, et al. An international consensus algorithm for management of chronic postoperative inguinal pain. Hernia. 2014;19(1):33–43. https://doi.org/10.1007/s10029-014-1292-y.

12. Chen DC, Hiatt JR, Amid PK. Operative management of refractory neuropathic inguinodynia by a laparoscopic retroperitoneal approach. JAMA Surg. 2013;148(10):962–7.

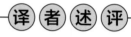

译 者 述 评

　　腹股沟疝修补术后疼痛是疝和腹壁外科医生永远的阴影,给患者带来的烦恼和处理难度比疝复发更加棘手。特别是长期的较为剧烈且保守治疗无效的疼痛,往往需要外科干预。手术方式主要包括三联神经切除术(髂腹股沟神经、髂腹下神经和生殖股神经的生殖支)和网片移除术。三联神经切除术有效率最高,因此在移除网片时通常需要实施三联神经切除术。但腹股沟疝术后疼痛原因多样,解剖结构复杂,手术难度大,再手术并发症多。因此对腹股沟疝术后疼痛的再手术应十分谨慎,建议在经验丰富的疝和腹壁外科中心进行。

(丁政　嵇振岭)

第 16 章
手术预后：外科医生保存疝治疗数据的重要性

Nicholas H. Carter, Richard A. Pierce

关于外科医生建立患者资料库对改进疝治疗的贡献，Irving Lichtenstein 和 Parviz Amid 医生为我们提供了一个最恰当的范例。Lichtenstein 和 Amid 医生经过不懈努力，对手术预后进行了长期随访监测。他们从 1984 年到 1995 年对 4 000 名原发性腹股沟疝患者进行了长期跟踪随访，随访率达 87%，平均随访时间 5 年。通过收集和总结繁琐的数据，确定了 4 例可归因于技术错误的复发事件，基于此他们改进了技术。感染、血清肿和血肿的总发生率不到 1%。他们认为 Lichtenstein 技术是一种安全有效的腹股沟疝修补术，并促进了从基于组织缝合的疝修补术向补片修补术的转变[1,2]。

一般认为，原发性腹股沟疝修补术是每个普外科医生的必备技能，但技术水平参差不齐。近几十年来，腹股沟疝修补术有了很大的创新，在充分的长期随访基础上得到大量数据的队列分析对验证新术式至关重要。此外，脐疝、切口疝和造口旁疝修补术的种类也在不断增加。本章我们简要回顾了疝外科近年来的一些里程碑式的研究，着重介绍了解决有关这一领域的主要问题的方法。我们描述了在收集有意义的数据以指导外科医生取得更好的手术预后这一方面的持续性挑战。最后，我们概述了各种全国性和国际协作性的疝数据库，旨在通过建立标准化的度量准则来确定需要改进的方面，以辅助外科医生。

里程碑式研究方法的简要回顾

在美国，完成许多大型疝研究的外科医生研究者，需收集他们自己的前瞻性数据，疝研究中面临的主要挑战是坚持对大量患者的长期随访。在卫生保健研究和质量机构、老兵事务部合作研究计划等联邦机构的支持下，一些关键论文对关键问题进行了探讨，包括腹股沟疝修补入路该优先选择开放式手术还是腹腔镜手术，以及哪些腹股沟疝患者是可以安全观察的。近年来，随访数据使得人们对疝术后慢性疼痛这种严重并发症的认识不断提高，关注焦点已经转移到疝术后慢性疼痛的监测和预防上。

退伍军人事务处为几项常被引用的美国研究提供了基础设施，其中包括 2004 年发表在《新英格兰医学杂志》上的一项开放式和腹腔镜腹股沟疝修补术的随机对照试验[3]。在这项研究中，患者在术后 2 周、3 个月和之后每年由一名没有参与手术的外科医生进行复查，主要终点是术后 2 年内的复发。复发是通过外科医生独立的体格检查、超声检查或再次手术诊断的。该研究中，1 087 名患者接受了开放式 Lichtenstein 修补术，1 077 名患者接受了腹腔镜修补术，并实现了高随访率，在 2 年内对 90% 符合条件的患者进行了评估。作者报告称，腹腔镜修补术的复发率高于开放式 Liechtenstein 修补术。然而，在随后的研究中发现，若每种手术都由经验丰富的外科医生进行手术，则腹腔镜和开放式手术的复发率相似[4-6]。

疝管理的另一项关键研究是 2006 年发表在《美国医学会杂志》上的关于观察随访无症状腹股沟疝的随机试验[7]。在这项研究中,来自北美 5 个社区和学术中心的 724 名无症状或症状轻微的腹股沟疝患者被随机分成两组,一组观察随访,另一组则立即进行 Lichtenstein 修补术。主要结果包括入组 2 年后疼痛和不适对正常活动的影响。患者分别在 2 周、6 个月和之后每年进行检查。中位随访时间为 3.2 年。这项研究发现,观察随访组和手术组的患者,疼痛影响正常活动的比例是相似的。随机分组到观察随访的患者的急性嵌顿率是可以忽略不计的,尽管交叉到手术干预的比率是 27.9%,交叉的中位时间是 24 个月。作者认为,对于有轻微症状的健康腹股沟疝患者,观察随访是一个合理的选择。

鉴于目前疝修补术的复发率一直很低,疝研究的重点已经转移到预防和治疗疝修补术相关的慢性疼痛上[8-10]。这一转变是因为越来越多的证据表明,疼痛是比复发更常见、更令人困扰的长期并发症[11,12]。虽然这一领域的研究至关重要,但实现长期标准化的度量仍面临挑战[13]。甚至最近一项仅包括 5 个研究的 meta 分析表明,外科医生通过相似的手术技术、相似的研究设计和初步结果发现慢性疼痛发生率从 0 到 24% 不等[14]。关于预防疝术后慢性疼痛的最佳技术的共识是暂时的,几种主要的观点分别建议常规识别和保留神经、预防性神经切除甚至放弃补片修补[15-17]。

这些在疝外科医生中广为引用的研究,也揭示了迄今为止疝研究相当大的局限性:旨在解决管理和技术方面的重大问题,并花费大量资源收集随访患者仅 2 年的数据。在美国,长期和个体化的数据都很少。很少有外科医生能如实地列举自己手术的基本结局,比如疝修补术后的复发率和慢性疼痛发生率。

收集有意义数据时面临的长期挑战

对疝患者进行长期随访的合适方法是有争议的。例如,复发率历来是通过外科医生的体格检查来评估的,无论是否有辅助影像检查[18,19]。影像检查包括 CT 扫描、普通超声或疝的动态腹部超声检查(dynamic abdominal sonography for hernia,DASH)[20]。早期证据表明,通过简单地询问患者是否感受到疼痛或在先前修补的部位是否出现膨出,可能会发现包括复发在内的并发症[21]。这种使用患者报告结果(patient-reported outcomes,PROs)来筛查疝手术晚期并发症的策略有望帮助负担过重的外科医生跟踪随访更多的术后患者,或许有助于产生关于这些手术晚期并发症更可靠的数据。

越来越多的证据表明,特定手术技术并发症发生率并不是一成不变的,而是在不同的外科医生之间,甚至在每个外科医生自己的学习曲线的不同点上存在明显的差异,这使得关于疝预后的数据收集变得更加复杂。然而,无论是开放式疝修补术还是腹腔镜疝修补术,学习曲线的存在都是有据可查的。与资深外科住院医师相比,低年资外科住院医师实施的开放式腹股沟疝修补术的复发率增加[22]。腹腔镜疝修补手术技术的学习曲线也已更明确地展示[23-26]。总体而言,外科医生疝修补术的复发率从 0.2% 到 10% 不等[27]。在美国,在缺乏常规收集个体化疝预后数据的情况下,这种因个体技术造成的个体化差异可能是疝手术中最不为人所知的因素,也是质量改进方面最尚待探索的领域。

在一个对临床产出要求越来越高的时代,许多外科医生发现常规收集关于疝预后的数据是不可行的。截至目前,正如 Lichtenstein 和 Amid 医生所认为的,密切跟踪个体的预后一直是需要特别努力的方面。但大多数执业外科医生根本不能或不愿意年复一年地跟踪他们所有的疝术后患者。晚期术后并发症的患者通常会寻求其他外科医生进行治疗,而向原外科医生提供反馈的渠道或机构通常并不正规,甚至并不存在。然而,我们目前的医疗经济环境要求我们从以手术量为衡量标准的纯粹生产力,向基于以患者预后为导向的衡量标准转变。这需要更好地跟踪个体的外科手术预后。质量改进协作组提供了标准化评价如复发或慢性疼痛等并发症的方法[28]。为了使外科医生建立保存的数据可行并有用，每个外科医生都需要数据库驱动的合作伙伴的支持。

协作式疝数据库

近几十年来，协作收集数据已成为一种优选的对比疝治疗方式和个体治疗效果的方法。欧洲已经建立了几个大型的协作数据库。瑞典和丹麦的外科医生率先开展了国家数据收集并公开了报告结果。自 1992 年起，瑞典的疝登记处收集了 15 岁及以上疝修补患者的数据[29]。开始仅有 8 家参与医院的瑞典登记处，在 1995 年增加到 19 家，1997 年增加到 29 家，最终涵盖了全国 98% 的疝手术[30,31]。在 2002—2011 年间，这个登记处纳入了超过 14.3 万名接受腹股沟疝手术的患者。这个庞大的患者队列使得对疝修补手术研究较少的领域分析成为可能，如手术时间和心血管并发症的发生率[31,32]。

在丹麦，丹麦疝数据库自 1998 年以来收集了关于复发、手术技术、慢性疼痛、性功能障碍和恢复时间的前瞻性信息[33]。数据由一个科学指导委员会审查，并两次提交到国家年度会议上。在早期，外科医生的参与是自愿的。全国外科学会在促进外科医生参与方面发挥了重要作用，使得参与率达到 95%。2005 年，一项国家法律规定，外科医生必须向登记处报告所有的疝修补手术。每年两次公开报告全国和个体外科医生的结果[34]。自丹麦登记处成立以来，全国疝复发率已从 10% 以上降至 2%~3%[35]。丹麦和瑞典的外科医生已经将他们的数据库集中起来以研究特定的主题，从 Lichtenstein 修补技术造成的复发，到对比基于补片和基于组织的修补造成的术后疼痛[36,37]。

斯堪的纳维亚国家登记处在记录疝手术后改善预后方面取得的成功，促使人们努力在全欧洲收集汇聚疝相关数据。2009 年，德国、澳大利亚、瑞士的医院互联网和个体执业的外科医生成立了一种基于网络的疝手术登记处[38]。

在不到 10 年的时间里，登记处扩展包括了 460 个合作机构，并对各种内容进行了科研分析，包括预防性抗生素的需要、自粘补片、腹腔镜腹股沟疝修补手术医生手术量对预后的影响[39-41]。2012 年，欧洲疝协会成立了 EuraHS，即欧洲腹壁疝登记处[42]。这个登记处确认了疝修补术后生活质量报告的关键指标[43]。

在美国，前瞻性的数据库开发速度较慢。对疝预后的大型研究需要对退伍军人外科手术质量改进项目（the Veteran Affairs Surgical Quality Improvement Database，VASQIP）数据库或美国外科医师学会国家外科手术质量改进数据库（American College of Surgeons National Surgical Quality Improvement Database，ACS NSQIP）进行回顾性研究，以根据 CPT 代码辨识疝患者[44,45]。其中许多研究结果虽然值得关注，但严重依赖于 ICD-9 编码和耗时耗力地从手术记录中提取回顾性数据[46,47]。这些数据库记录了患者术后 30 天内的并发症，因此在分析与疝手术相关的几种主要不良事件（包括慢性疼痛和复发）方面的能力受限[45,48]。

美洲疝学会质量协作组织（The Americas Hernia Society Quality Collaborative，AHSQC）成立于 2013 年，其使命是"为医疗卫生专业人员提供实时信息，以使疝治疗的价值最大化"[49]。为了聚焦在实践中差异很大且现有数据较局限的疝类型，AHSQC 最初仅包括切口疝或造口旁疝，次年扩大到包括任何类型的腹壁疝，如上腹疝、脐疝、半月线疝或腰疝。从一开始，AHSQC 就强调了数据收集一致的重要性。外科医生只被允许输入手术信息，指定的辅助人员和数据输入人员可以输入患者的其他数据。为了提高长期随访率，数据库包括了每年进行的电话和电子邮件调查，以补充标准的术后临床随访，可以通过临床、影像学和患者报告结果来评估复发的情况。2017 年 2 月，AHSQC 除继续收集上述类型疝之外，开始收集腹股沟疝数据，到目前为止，已有 4 000 多例腹股沟疝病例被录入数据库。

像 AHSQC 这样的高质量合作有望帮助将

长期数据收集的负担从单个外科医生身上转移出来，同时也提供了用于收集详细的和相关的成果信息的一种机制。这些登记表是由具有疝治疗经验的外科研究人员设计并精心制作以捕捉与临床决策相关的精确数据。结合患者的报告结果，疝登记处可以获得远远超过 NSQIP 和 VASQIP 数据库所报告的术后 30 天的长期随访信息。事实上，截止到本文发表之时，自 5 年前成立以来，AHS-QC 已经积累了超过 35 000 名的患者，并发表了 8 份有价值的论文，还有几篇即将发表[49,50]。

　　总之，到目前为止，美国疝研究很大程度上依赖于外科医生个体或研究小组来收集疝患者详细、长期的数据。这个过程对于外科医生来说是一种负担，并且在参数上也存在很大的异质性。欧洲国家和地区的数据库已证明了协作数据收集的应用，帮助了外科医生总结和改进他们的手术预后。AHSQC 代表了一种新的努力，即利用美洲外科医生保存的数据，为质量改进提供现成的信息。

（樊杰　译）

参考文献

1. Amid PK, Shulman AG, Lichtenstein IL. Open "tension-free" repair of inguinal hernias: the Lichtenstein technique. Europ J Surg = Acta chirurgica. 1996;162(6):447–53.
2. Scott NW, McCormack K, Graham P, Go PM, Ross SJ, Grant AM. Open mesh versus non-mesh for repair of femoral and inguinal hernia. Cochrane Database Syst Rev. 2002(4):Cd002197.
3. Neumayer L, Giobbie-Hurder A, Jonasson O, Fitzgibbons R Jr, Dunlop D, Gibbs J, et al. Open mesh versus laparoscopic mesh repair of inguinal hernia. N Engl J Med. 2004;350(18):1819–27.
4. Eklund A, Carlsson P, Rosenblad A, Montgomery A, Bergkvist L, Rudberg C. Long-term cost-minimization analysis comparing laparoscopic with open (Lichtenstein) inguinal hernia repair. Br J Surg. 2010;97(5):765–71.
5. Karthikesalingam A, Markar SR, Holt PJ, Praseedom RK. Meta-analysis of randomized controlled trials comparing laparoscopic with open mesh repair of recurrent inguinal hernia. Br J Surg. 2010;97(1):4–11.
6. Cavazzola LT, Rosen MJ. Laparoscopic versus open inguinal hernia repair. Surg Clin North Am. 2013;93(5):1269–79.
7. Fitzgibbons RJ Jr, Giobbie-Hurder A, Gibbs JO, Dunlop DD, Reda DJ, McCarthy M Jr, et al. Watchful waiting vs repair of inguinal hernia in minimally symptomatic men: a randomized clinical trial. JAMA. 2006;295(3):285–92.
8. Johner A, Faulds J, Wiseman SM. Planned ilioinguinal nerve excision for prevention of chronic pain after inguinal hernia repair: a meta-analysis. Surgery. 2011;150(3):534–41.
9. Amid PK, Hiatt JR. New understanding of the causes and surgical treatment of postherniorrhaphy inguinodynia and orchalgia. J Am Coll Surg. 2007;205(2):381–5.
10. Amid PK, Chen DC. Surgical treatment of chronic groin and testicular pain after laparoscopic and open preperitoneal inguinal hernia repair. J Am Coll Surg. 2011;213(4):531–6.
11. Poobalan AS, Bruce J, King PM, Chambers WA, Krukowski ZH, Smith WC. Chronic pain and quality of life following open inguinal hernia repair. Br J Surg. 2001;88(8):1122–6.
12. Courtney CA, Duffy K, Serpell MG, O'Dwyer PJ. Outcome of patients with severe chronic pain following repair of groin hernia. Br J Surg. 2002;89(10):1310–4.
13. Chen DC, Amid PK. Prevention of inguinodynia: the need for continuous refinement and quality improvement in inguinal hernia repair. World J Surg. 2014;38(10):2571–3.
14. Shah NS, Fullwood C, Siriwardena AK, Sheen AJ. Mesh fixation at laparoscopic inguinal hernia repair: a meta-analysis comparing tissue glue and tack fixation. World J Surg. 2014;38(10):2558–70.
15. Alfieri S, Rotondi F, Di Giorgio A, Fumagalli U, Salzano A, Di Miceli D, et al. Influence of preservation versus division of ilioinguinal, iliohypogastric, and genital nerves during open mesh herniorrhaphy: prospective multicentric study of chronic pain. Ann Surg. 2006;243(4):553–8.
16. Mui WL, Ng CS, Fung TM, Cheung FK, Wong CM, Ma TH, et al. Prophylactic ilioinguinal neurectomy in open inguinal hernia repair: a double-blind randomized controlled trial. Ann Surg. 2006;244(1):27–33.
17. Fischer JE. Hernia repair: why do we continue to perform mesh repair in the face of the human toll of inguinodynia? Am J Surg. 2013;206(4):619–23.
18. Burger JW, Luijendijk RW, Hop WC, Halm JA, Verdaasdonk EG, Jeekel J. Long-term follow-up of a randomized controlled trial of suture versus mesh repair of incisional hernia. Ann Surg. 2004;240(4):578–83. discussion 83–5
19. Heniford BT, Park A, Ramshaw BJ, Voeller G. Laparoscopic ventral and incisional hernia repair in 407 patients. J Am Coll Surg. 2000;190(6):645–50.
20. Baucom RB, Beck WC, Phillips SE, Holzman MD,

Sharp KW, Nealon WH, et al. Comparative evaluation of dynamic abdominal sonography for hernia and computed tomography for characterization of incisional hernia. JAMA Surg. 2014;149(6):591–6.

21. Baucom RB, Ousley J, Feurer ID, Beveridge GB, Pierce RA, Holzman MD, et al. Patient reported outcomes after incisional hernia repair-establishing the ventral hernia recurrence inventory. Am J Surg. 2016;212(1):81–8.

22. Wilkiemeyer M, Pappas TN, Giobbie-Harder A, Itani KM, Jonasson O, Neumayer LA. Does resident post graduate year influence the outcomes of inguinal hernia repair? Ann Surg. 2005;241(6):879–82. discussion 82–4

23. Lal P, Kajla RK, Chander J, Ramteke VK. Laparoscopic total extraperitoneal (TEP) inguinal hernia repair: overcoming the learning curve. Surg Endosc. 2004;18(4):642–5.

24. Schouten N, Elshof JW, Simmermacher RK, van Dalen T, de Meer SG, Clevers GJ, et al. Selecting patients during the "learning curve" of endoscopic totally Extraperitoneal (TEP) hernia repair. Hernia : J Hernias Abdominal Wall Surg. 2013;17(6):737–43.

25. Schouten N, Simmermacher RK, van Dalen T, Smakman N, Clevers GJ, Davids PH, et al. Is there an end of the "learning curve" of endoscopic totally extraperitoneal (TEP) hernia repair? Surg Endosc. 2013;27(3):789–94.

26. Neumayer LA, Gawande AA, Wang J, Giobbie-Hurder A, Itani KM, Fitzgibbons RJ Jr, et al. Proficiency of surgeons in inguinal hernia repair: effect of experience and age. Ann Surg. 2005;242(3):344–8; discussion 8–52

27. Gawande AA. The bell curve: what happens when patients find out how good their doctors really are? The New Yorker. 2004.

28. Muysoms FE, Deerenberg EB, Peeters E, Agresta F, Berrevoet F, Campanelli G, et al. Recommendations for reporting outcome results in abdominal wall repair: results of a consensus meeting in Palermo, Italy, 28-30 June 2012. Hernia : J Hernias Abdom Wall Surg. 2013;17(4):423–33.

29. Nilsson H, Angeras U, Sandblom G, Nordin P. Serious adverse events within 30 days of groin hernia surgery. Hernia : J Hernias Abdominal Wall Surg. 2016;20(3):377–85.

30. Nilsson E. Outcomes. In: Kark AE, Kurzer MN, Wantz GE, editors. Surgical Management of Abdominal Wall Hernias. Malden, MA: Blackwell Science Inc; 1999. p. 11–8.

31. Lundstrom KJ, Sandblom G, Smedberg S, Nordin P. Risk factors for complications in groin hernia surgery: a national register study. Ann Surg. 2012;255(4):784–8.

32. van der Linden W, Warg A, Nordin P. National register study of operating time and outcome in hernia repair. Arch Surg (Chicago, Ill : 1960). 2011;146(10):1198–203.

33. Bay-Nielsen M, Kehlet H, Strand L, Malmstrom J, Andersen FH, Wara P, et al. Quality assessment of 26,304 herniorrhaphies in Denmark: a prospective nationwide study. Lancet (London, England). 2001;358(9288):1124–8.

34. Kehlet H, Bay-Nielsen M. Nationwide quality improvement of groin hernia repair from the Danish Hernia Database of 87,840 patients from 1998 to 2005. Hernia : J Hernias Abdominal Wall Surg. 2008;12(1):1–7.

35. Friis-Andersen H, Bisgaard T. The Danish inguinal hernia database. Clin Epidemiol. 2016;8:521–4.

36. Bay-Nielsen M, Nordin P, Nilsson E, Kehlet H. Operative findings in recurrent hernia after a Lichtenstein procedure. Am J Surg. 2001;182(2):134–6.

37. Bay-Nielsen M, Nilsson E, Nordin P, Kehlet H. Chronic pain after open mesh and sutured repair of indirect inguinal hernia in young males. Br J Surg. 2004;91(10):1372–6.

38. Stechemesser B, Jacob DA, Schug-Pass C, Kockerling F. Herniamed: an internet-based registry for outcome research in hernia surgery. Hernia : J Hernias Abdominal Wall Surg. 2012;16(3):269–76.

39. Kockerling F, Bittner R, Jacob D, Schug-Pass C, Laurenz C, Adolf D, et al. Do we need antibiotic prophylaxis in endoscopic inguinal hernia repair? Results of the Herniamed registry. Surg Endosc. 2015;29(12):3741–9.

40. Klobusicky P, Feyerherd P. Usage of a self-adhesive mesh in TAPP hernia repair: a prospective study based on Herniamed register. J minim Access Surg. 2016;12(3):226–34.

41. Kockerling F, Bittner R, Kraft B, Hukauf M, Kuthe A, Schug-Pass C. Does surgeon volume matter in the outcome of endoscopic inguinal hernia repair? Surg Endosc. 2016.

42. Muysoms F, Campanelli G, Champault GG, DeBeaux AC, Dietz UA, Jeekel J, et al. EuraHS: the development of an international online platform for registration and outcome measurement of ventral abdominal wall hernia repair. Hernia : J Hernias Abdominal Wall Surg. 2012;16(3):239–50.

43. Muysoms FE, Vanlander A, Ceulemans R, Kyle-Leinhase I, Michiels M, Jacobs I, et al. A prospective, multicenter, observational study on quality of life after laparoscopic inguinal hernia repair with ProGrip laparoscopic, self-fixating mesh according to the European registry for Abdominal Wall hernias quality of life instrument. Surgery. 2016;160(5):1344–57.

44. Snyder CW, Graham LA, Gray SH, Vick CC, Hawn MT. Effect of mesh type and position on subsequent abdominal operations after incisional hernia repair. J Am Coll Surg. 2011;212(4):496–502; discussion –4

45. Froylich D, Haskins IN, Aminian A, O'Rourke CP, Khorgami Z, Boules M, et al. Laparoscopic versus open inguinal hernia repair in patients with obesity:

an American College of Surgeons NSQIP clinical outcomes analysis. Surg Endosc. 2016.

46. Hawn MT, Snyder CW, Graham LA, Gray SH, Finan KR, Vick CC. Hospital-level variability in incisional hernia repair technique affects patient outcomes. Surgery. 2011;149(2):185–91.

47. Mason RJ, Moazzez A, Sohn HJ, Berne TV, Katkhouda N. Laparoscopic versus open anterior abdominal wall hernia repair: 30-day morbidity and mortality using the ACS-NSQIP database. Ann Surg. 2011;254(4):641–52.

48. Chung PJ, Lee JS, Tam S, Schwartzman A, Bernstein MO, Dresner L, et al. Predicting 30-day postoperative mortality for emergent anterior abdominal wall hernia repairs using the American College of Surgeons National Surgical Quality Improvement Program database. Hernia: J Hernias Abdominal Wall Surg. 2016.

49. Poulose BK, Roll S, Murphy JW, Matthews BD, Todd Heniford B, Voeller G, et al. Design and implementation of the Americas hernia society quality collaborative (AHSQC): improving value in hernia care. Hernia : J Hernias Abdominal Wall Surg. 2016;20(2):177–89.

50. Krpata DM, Haskins IN, Phillips S, Prabhu AS, Rosenblatt S, Poulose BK, et al. Does preoperative bowel preparation reduce surgical site infections during elective ventral hernia repair? J Am Coll Surg. 2016.

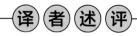

外科医生建立疝患者治疗数据库，对手术预后评估、术后长期随访、推动疝外科手术质量评估和改进发挥重要的作用，近几十年来腹股沟疝手术有非常大的创新并极大地降低了疝复发率、改善了术后疼痛，这均得益于单位或个体数据或数据库的收集。本文更强调和推崇国家或地区疝数据库的建设，一方面有利于标准化高质量地登记和随访，对诸多细节问题如本文提到的手术时间和心血管事件发生率进行比较；另一方面，可以对诊疗繁忙的疝外科医师进行减负，随访具有双盲性、真实性和前瞻性，不易失访。最后便于总结和质量改进、政策优化、新技术和新材料推广和验证。所幸，我国这个人口大国已经在陈杰教授等的领导和组织推动下，开始逐步建设中国多中心数据库，希望中国的疝中心和地区性、全国性疝数据库建设取得大成绩，进一步高质量推动我国疝的诊治和研究。

（伍波　樊友本）

第 17 章
运动疝和运动耻骨痛

Arghavan Salles, L. Michael Brunt

背景

无论是职业的还是业余的运动员都有腹股沟区受伤的风险,尤其是需要切入跑动、踢腿运动或其他依赖骨盆稳定性的快速加速和减速运动者[1]。因此,这些类型的损伤在足球和曲棍球运动员中的发生率比棒球运动员、单车骑行者和游泳运动员更高。据估计,18% 的髋部 / 腹股沟损伤发生在优秀足球运动员身上[2],而58% 的足球运动员可出现腹股沟损伤的症状[3]。英国 Tansey 等对因腹股沟损伤而接受手术的15 例患者进行了一项小样本研究后发现,其中67% 是在橄榄球或足球比赛中损伤的[4]。

另一项对 998 名优秀男子足球运动员进行的为期 10 个月的研究表明,最常见的腹股沟损伤是内收性损伤,其次是髂腰肌损伤和腹部损伤。年龄和既往腹股沟损伤史是损伤的主要危险因素。共有 447 人次发生腹股沟损伤,总发生率为每 1 000 小时训练或比赛中出现 3.41 人次损伤[5]。

专业术语

描述腹股沟损伤的专业术语有:运动性耻骨痛、运动性疝、运动员腹股沟区破裂、腹部核心损伤、Gilmore 腹股沟、曲棍球腹股沟综合征,等等。最近的两次共识会议就适当的术语应用得出了不同的结论。2014 年英国疝学会指南建议应避免使用疝一词,因为通常没有真正的疝[6]。他们建议使用术语"腹股沟破裂"代替运动性疝,并将其定义为"隐匿性疼痛或急性疼痛,主要发生在耻骨结节附近的腹股沟区域,那里没有明显的其他病理因素(如疝)来解释这一症状"[6]。而 2014 年在卡塔尔多哈举行的第一届世界腹股沟疼痛会议区分了四类腹股沟痛:①内收肌相关腹股沟痛,②髂腰肌相关腹股沟痛,③腹股沟相关腹股沟痛,④耻骨相关腹股沟痛[7]。虽然目前没有统一的定义,但是两个会议都倾向于使用描述性的解剖学术语,而不是运动性耻骨痛和运动性疝。但是,这些是该领域最常用的术语,并且日常和在外科文献中都根深蒂固。因此,在本章中,我们将交替使用术语"运动性耻骨痛"和"运动性疝"来描述与腹直肌或腹股沟底相关的病因,不论伴有还是不伴有相关的内收肌原因。

病理生理学

腹股沟损伤的发生是由于耻骨在腹直肌、腹股沟韧带和内收肌腱止点部位的高度劳损。这种损伤可能是由一个或多个肌肉群异常收缩时突然施加的力造成的,也可能是由于长期的、渐进的力的不平衡导致的,最常见的原因是强壮的大腿肌肉(主要是内收肌群)通过耻骨的力传递到腹直肌远端和腹股沟底[8]。这些运动员身上有三类主要的解剖学发现:①腹直肌肌腱损伤[8,9]②后腹壁 / 腹股沟底缺损[10]③内收肌相关腹股沟损伤。腹直肌止点损伤通常发生在腹直肌腱膜与耻骨的附着处（图 17.1）。同样内收肌会出现撕裂或肌腱病，导致耻骨肌腱止点处疼痛，并伴有任何内收相关运动。第二类损伤，与后腹壁无力或腹股沟破裂有关（图 17.2），可能是由于耻骨受力不平衡（特别是当内收肌比腹直肌和相关的下腹部肌肉强壮时）导致的渐进性损伤。在这种情况下，一个常见的发现是腹外斜肌腱膜减弱，尽管目前尚不清楚这在多大程度上导致了这一症状（图 17.3）。这些不同的损伤同时存在于一个运动员身上也并不少见。

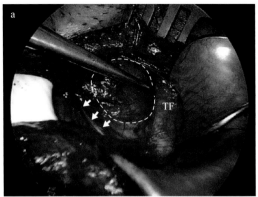

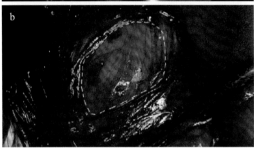

图 17.2　腹股沟后底薄弱的手术照片。a. 虚线标记处为腹股沟底的薄弱区域。还可以看到内侧的健康腹横筋膜和外侧的腹股沟韧带（箭头）。b. 腹股沟后底部膨出的放大图

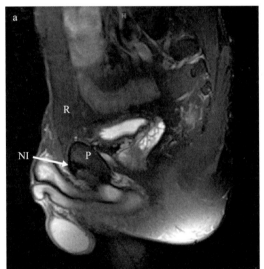

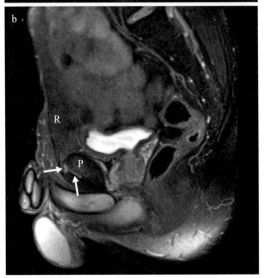

图 17.1　盆腔磁共振显示腹直肌撕裂。a. 正常一侧；b. 腹直肌腱膜在耻骨处撕裂（箭头）。P:耻骨;R:腹直肌

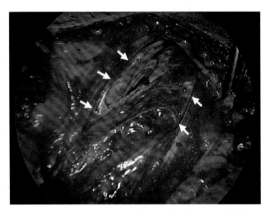

图 17.3　术中见到的显著薄弱的腹外斜肌腱膜（箭头）

　　腹股沟神经或生殖神经的病理变化已被假定在某些情况下导致运动性腹股沟疼痛，但这很少是疼痛的唯一来源[11]。然而这一理论却与一个事实相矛盾，即大多数权威研究发现在不切除髂腹股沟神经或生殖神经的情况下，无论采取何种治疗方法都能取得良好预后。因此，神经切除术在运动性腹股沟损伤治疗中的作用是有争议的。还应该指出，运动性耻骨痛不仅

仅是一种孤立的疾病,而是由一系列的病理学改变组成,这些病理学改变要求对特定运动员进行个体化的评估。

鉴别诊断

　　腹股沟解剖很复杂,在评估患者是否有运动相关腹股沟损伤时,还需要考虑许多其他情况。腹股沟疼痛的原因还包括腹肌劳损、耻骨炎、耻骨支应力性骨折、内收肌劳损、髋屈肌劳损、腹股沟疝和神经卡压(表 17.1)。腹股沟疼痛的髋关节相关病因包括关节盂唇撕裂、股骨髋臼撞击、骨关节炎、股骨颈应力性骨折和缺血性坏死、女性妇科疾病如子宫内膜异位症和卵巢病变、以及男性前列腺炎均是腹股沟疼痛的鉴别诊断内容。在最近对 73 篇关于运动性腹股沟损伤治疗的文献进行的系统性文献回顾分析中发现,需要手术治疗的 5 种最常见的疾病是股骨髋臼撞击(32%)、运动性耻骨痛(24%)、内收肌相关疾病(12%)、腹股沟相关病因(10%)和盂唇病理改变(5%)[12]。

表 17.1　腹股沟痛的鉴别诊断

一般的
腹肌拉伤 / 腹直肌或腹斜肌撕裂
耻骨骨炎
耻骨支应力性骨折
内收肌拉伤
髋屈肌拉伤
腹股沟疝
神经卡压
髋部相关
盂唇撕裂
股骨髋臼撞击症
骨关节炎
股骨颈应力性骨折
缺血性坏死

续表

在女性中
子宫内膜异位症
卵巢病理
其他妇科异常
在男性中
前列腺炎

　　多个病理改变可同时存在于同一运动员身上。Hammoud 等发现运动员运动性耻骨痛(定义为下腹或内收肌疼痛)和股髋臼撞击的症状有明显重叠[13]。在他们的研究中,32% 的患者在运动性耻骨痛手术后出现持续性症状,直到关节镜下对股髋臼撞击进行治疗后症状才得以缓解。这些发现突出了完成正确诊断的难度,以及全面的病史、体检和多学科评估的重要性。

　　当运动员在没有腹股沟疝的情况下出现下腹或腹股沟劳累性疼痛,且非手术治疗不能改善时,应怀疑腹股沟破裂或腹股沟相关损伤的诊断。内收肌损伤通常表现为内收肌长收肌腱区疼痛,内收阻力增加时疼痛加剧。

临床评估

病史

　　腹股沟损伤的评估需要详细的病史和体检。初步评估通常是多学科的,包括骨科医生或运动医学医生、运动教练和物理治疗师,在保守治疗失败后转诊给普通外科医生。

　　在病史中,应该询问症状的发生和持续时间,以及疼痛的确切位置和性质,尽可能确定症状是否来自腹股沟区、腹肌、髋关节、内收肌或其组合。腹股沟隆起的病史表明真正的腹股沟疝并不多见。一般来说,腹股沟损伤的疼痛不会发生在休息或坐着的时候,但可能会随着跑步、滑冰、内切跑动、咳嗽、打喷嚏和上下床等活动而加重。由于腹股沟损伤的危险因素之一是既往的腹股沟损伤[7]，因此应详细询问既往史。

体格检查

仔细的体格检查是正确诊断的必要条件，完整的检查包括对患者的站立和仰卧位查体。患者站立时，应评估疼痛是否由腹股沟疝或睾丸病变造成，并检查腹股沟外环是否松弛或压痛。患者仰卧位时，应首先触诊耻骨联合，压痛可能提示耻骨骨炎。其次应触诊两个腹股沟底，以评估是否薄弱或不对称（图 17.4）。骨盆的稳定性应通过双侧按压髂骨翼来评估。阻力仰卧起坐和躯干旋转可能显示与腹直肌止点或斜肌相关的疼痛。建议进行彻底的髋关节检查以排除髋关节病变，检查应包括屈曲 / 内收 / 内旋（FADIR）以及屈曲 / 外展 / 外旋（FABER）以排除关节盂唇损伤[12]。大腿检查应包括测试力量和疼痛，包括直腿抬高、髋关节屈曲阻力、被动及抗内收和外展。也应该检查任何其他疼痛部位。最后，应触诊内收肌止点部位，以明确紧绷度或压痛。

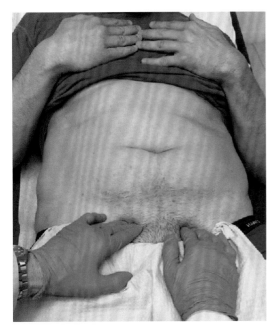

图 17.4　腹股沟底检查，在休息和仰卧起坐时触诊腹股沟底和远端腹直肌止点处

影像学检查

使用影像学评价腹股沟损伤尚无明确共识。X 线片[4]、超声[14]和磁共振成像[4,6]已经被不同的团队使用和提倡。普通 X 线片能有效地排除骨碎片撕脱伤，但已经很少使用。动态超声检查有助于鉴别腹股沟疝或腹股沟底后壁肌无力，但通常不能鉴别腹直肌损伤或内收肌病变。超声也依赖于操作者的经验，无法鉴别耻骨、内收肌或髋关节相关疾病。根据作者的经验，骨盆 MRI 是评估急性和慢性运动性腹股沟损伤最有效的成像方式。MRI 的发现包括骨髓水肿（图 17.5）、应力性骨折、腹直肌或内收肌腱膜撕裂（图 17.6）和髋关节病理改变。磁共振检查，结合仔细的病史和体格检查，应该可以在绝大多数情况下对运动相关的腹股沟损伤作出准确的诊断。

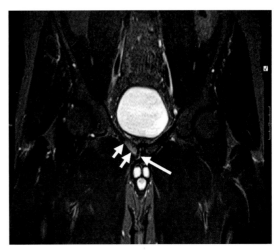

图 17.5　骨盆 MRI 显示右侧耻骨水肿（短箭头）和继发性撕裂（长箭头）。继发性撕裂是一种曲线状的流体样骨裂，起源于耻骨的下侧面

手术

大多数与运动有关的腹股沟损伤可以通过休息、冰敷、非甾体抗炎药和物理治疗得到改善。有时，按摩深部组织或积极放松组织也有效。若疼痛仅局限于腹壁，局麻药和类固醇

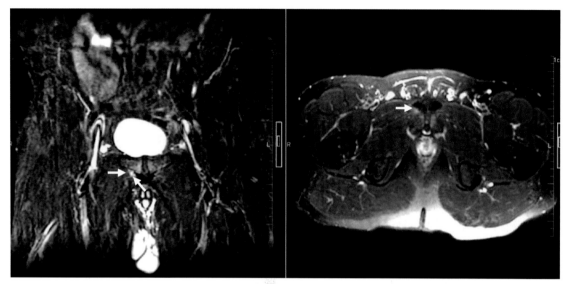

图 17.6　骨盆 MRI 显示内收肌撕裂（箭头）。**左面:冠状图**;**右面:轴向图像**

注射也可作为治疗手段。一些医疗中心在受伤部位使用富血小板血浆（PRP）注射,但仅限于个例报告[15-17],以及使用 PRP 治疗其他运动相关损伤[18]。值得注意的是,PRP 与异位钙化有关,应避免在收肌腱或止点部位使用。

腹壁修补

对于保守治疗失败 2~3 个月且具有相关临床症状、体征和影像学表现的患者,应考虑手术。在某些情况下,对于磁共振证实的急性腹直肌止点损伤进行早期干预很有必要。有两项随机临床试验比较了手术治疗和非手术治疗运动型疝腹股沟痛的疗效[19-20]。在这两项研究中,接受手术治疗的运动员在 3~6 个月时疼痛明显减轻,比接受非手术治疗的运动员更快地恢复运动。此外,在每项研究中,由于持续性疼痛从非手术组到手术组,发生明显的交叉（51%[19]和 23%[20]）,交叉的运动员的疼痛在术后有了显著的改善。这些研究支持,对已有症状、体征和影像学检查确诊的保守治疗失败者采用外科手术治疗。

选择合适手术方式的关键和首要条件是准确诊断。不同团队用各种手术方法治疗有运动性耻骨痛的腹部 / 腹股沟底病变,大体上包括:①开放式缝合修补术,②开放式无张力补片修补术,③腹腔镜补片修补术。无论采用哪种手术方式,手术的目的都是为腹股沟后底和耻骨处腹直肌提供支撑和稳定,从而加强该处腹直肌。

单纯修补

已报道两种主要类型的单纯修补。Meyers 在运动性耻骨痛损伤的外科治疗方面在世界上拥有最丰富的经验,他将腹直肌筋膜的下外侧边缘缝合到耻骨和相邻的前韧带上[21]。这种方法不同于标准的 Bassini 腹股沟疝修补术,因为缝线的方向接近垂直,内环没有收紧,而是正常口径。Muschawek 和同事实施了一种“最小”的修复技术,即只打开薄弱的腹股沟底后部[22],在腹股沟底部腹横肌 / 腹内斜肌层与髂耻骨束和腹股沟韧带之间用两根交叉重叠的单丝缝线缝合。这种修复有点类似于 Shouldice 修复,但只有腹股沟底的薄弱部分被修复,从而使腹直肌侧移。在某些情况下,还可以进行生殖神经切除术。

无张力补片修补

在过去的 20 年里,无张力补片修补已经基本上取代了单纯缝线修复,对于在耻骨周围施

加巨大力量的运动员来说,无张力补片修补可
长期维持稳定。若为开放术式,补片的位置与
Lichtenstein 补片相似,两点差异:①补片尽可能
固定在腹直肌鞘内侧(图 17.7);②将腹内斜肌
置于补片上方并缝合至腹股沟韧带,增加补片
和精索之间的固有组织强度(图 17.7c)。分开补
片并将两条尾巴绕在精索周围并不是因为内环
不正常,而是为了使补片沿腹股沟底平放且均
匀。开放术式的另一个优点是可以修复腹外斜
肌,在这些运动员中,腹外斜肌通常明显薄弱。

一些研究团队[20,23]主张采用腹腔镜方法
来解决这一问题。Paajanen 等描述了一种像腹
股沟疝修补术那样切开腹膜前平面的完全腹
膜外疝修补术(TEP)[20]。腹膜前间隙最初是
用球囊扩张器创建的,然后向耻骨联合两侧钝
性分离到腹壁下动脉,以及向耻骨联合下后方
分离。轻质聚丙烯网片固定在腹直肌、联合肌
腱和 Cooper 韧带上(图 17.8)。此步骤也可采
用经腹腔腹膜前疝修补术(TAPP)前入路进行
该手术。一些团队主张即使患者仅有单侧损伤
或症状,仍在腹腔镜下修复双侧腹股沟底。但
是,目前关于无症状腹股沟的修复存在争议。
Lloyd 等基于疼痛主要与腹股沟韧带张力有关
的概念,通过分离耻骨处腹股沟韧带的内侧止
点来松解腹股沟韧带[23]。然后在腹膜前平面
放置一个大的聚丙烯补片,以支撑损伤一侧的
整个腹股沟底。

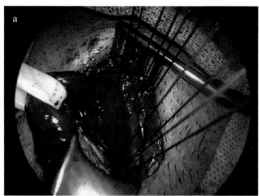
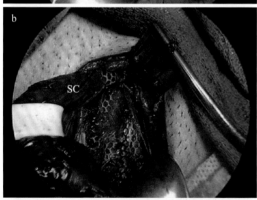
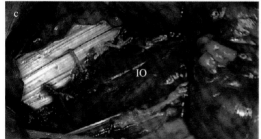

图 17.7　腹股沟底开放式修补术。a. 缝合固定在健康的腹横筋膜和腹直肌鞘上。b. 完全无张力网片修补腹股沟底,SC:精索。c. 将腹内斜肌(IO)缝合至腹股沟韧带覆盖补片

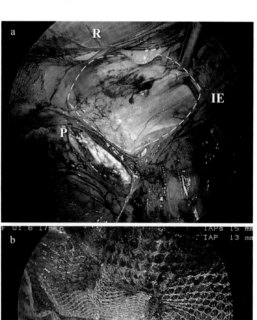

图 17.8　右腹股沟底的腹腔镜图像。a. 虚线圆形处显示腹股沟内侧后底缺损与图 17.7 的前视图相似(P:耻骨,R:腹直肌,IE:腹壁下血管);b. 腹腔镜腹股沟底补片修补

　　由于上述原因,笔者大多数情况下进行开放式无张力网片修补。对于仍处于成长期的年轻运动员或女运动员,首选与上述类似的一期缝合修补,即用不可吸收缝线间断将腹直肌外侧缝合到耻骨和腹股沟韧带上[21]。我们机构过去 12 年治疗 257 例患者,其中 3% 接受开放式网片修补术,5% 接受一期组织修补术,13% 接受腹腔镜 TEP,恢复运动的总成功率为 90%。腹腔镜手术主要用于既往开放式腹股沟手术史和明确的影像学上腹直肌腱膜撕裂表现者。

　　芬兰目前正在进行一项试验,虽然比较了保守治疗失败的运动员采用腹腔镜与开放式缝合修补术(NCT01876342),但还没有对不同手术方法治疗运动性疝相关腹股沟疼痛的疗效进行比较。已经报道的一系列研究也没有显示开放式手术和腹腔镜手术在结果上的差异[24],这个问题仍然存在争议。在大多数情况下,运动员能够在手术后 5~8 周内恢复竞技运动[4,13,23]。

内收肌腱切开术

　　如果症状、检查和影像学表现主要与内收肌腱损伤有关,则内收肌腱切开术可以作为一种单独的手术或联合腹股沟底修补术进行。在这些病例中,患者有腹股沟韧带下的疼痛,靠近耻骨内收肌腱的附着处,并对该侧的内收阻力感到不适。MRI 通常显示内收肌腱增厚、慢性肌腱病变或止点部位撕裂。可以在内收肌耻骨止点下方 2~3cm 处做一个小切口。也可以在腱鞘上做几个切口以刺激新生血管和释放内收肌腔室中的张力。偶尔可在肌腱中发现钙化,应进行清创(图 17.9)。此外,经皮入路内收肌腱切开术也被采用[25]。据报道,经过这些治疗,可在术后 4~14 周恢复运动[25-27]。

　　单纯缝合修补与保守治疗内收肌腱撕裂的作用尚不清楚。在一项针对美国国家足球队球员的研究中,12 名接受保守治疗的运动员的平均复出时间为(6.1 ± 3.1)周,而手术治疗的 5 例患者的平均复出时间为(12.0 ± 2.5)周[28]。

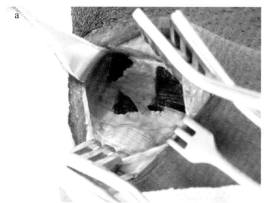
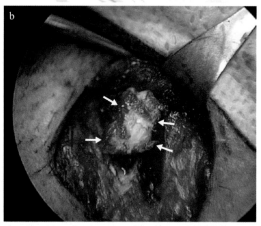

图 17.9　a. 部分长内收肌松解术的手术视图;b. 正在进行清创的钙化内收肌腱(箭头)

　　在对 15 名优秀运动员的第二项研究中,内收肌修复是在受伤后 5~34 天之间进行的,使用骨锚钉在耻骨处重新连接肌腱。这些运动员能够在修复后平均 13 周(10~21 周)恢复运动,其中 7 名运动员同时接受了腹部损伤的补片修补,随访 1 年未见复发[4]。

术后康复

　　运动相关腹股沟损伤的术后康复应采用逐步提高活动水平的结构化方法。Ellsworth 等发表了一份详细的、定义明确的方案[29]。不管是哪种类型的手术,患者从术后第一天开始在资深团队的指导下逐渐恢复轻度活动和伸展活动,5~14 天内开始步行进展到小步慢跑。若无不适,可以开始骑自行车进行调节和轻度阻力训练。根据舒适程度,轻度运动(盘带足球、轻度滑冰或足球训练）也可以在 2~3 周内恢复，并逐步进行更高水平的训练。功能强化和核心稳定训练应包括在康复中，同时伴有深部组织按摩的去瘢痕康复。最后，在回到赛场之前，应先进行团队练习、混战和模拟比赛。值得注意的是，康复的进程应该基于功能和症状，而不是严格的基于时间的方法。恢复情况取决于运动员、运动项目和受伤程度。大多数运动员可以在 5~8 周内恢复到竞技运动中，但对于更复杂的损伤和内收肌受累的患者可能需要更长的时间。

总结

与运动有关的腹股沟损伤很常见，很难诊断和处理。保守治疗失败者、具有明显的体征和放射学特征者可采用手术治疗。评估这些运动员的疝外科医生应了解导致运动性腹股沟疼痛的各种情况，熟悉诊断所需的特殊检查和成像方法，并熟练掌握外科治疗方法。与运动医学或骨科专家、肌肉骨骼放射科医生和在管理这些运动员方面经验丰富的运动教练 / 理疗师合作的多学科方法也是取得成功的关键。

（吴茸　译）

参考文献

1. Minnich JM, Hanks JB, Muschaweck U, Brunt LM, Diduch DR. Sports hernia: diagnosis and treatment highlighting a minimal repair surgical technique. Am J Sports Med. 2011;39:1341–9.
2. Nicholas SJ, Tyler TF. Adductor muscle strains in sport. Sports Med. 2002;32:339–44.
3. Harris NH, Murray RO. Lesions of the symphysis in athletes. BMJ. 1974;4:211–4.
4. Tansey RJ, Benjamin-Laing H, Jassim S, Liekens K, Shankar A, Haddad FS. Successful return to high-level sports following early surgical repair of combined adductor complex and rectus abdominis avulsion. Bone Joint J. 2015;97-b:1488–92.
5. Holmich P, Thorborg K, Dehlendorff C, Krogsgaard K, Gluud C. Br J Sports Med. 2014;48:1245–50.
6. Sheen AJ, Stephenson BM, Lloyd DM, et al. 'Treatment of the sportsman's groin' British her-
nia Society's 2014 position statement based on the Manchester consensus conference. Br J Sports Med. 2013;0:1–9.
7. Weir A, Brukner P, Delahunt E, Ekstrand J, Griffin D, Khan KM, et al. Doha agreement meeting on terminology and definitions in groin pain athletes. Br J Sports Med. 2015;49:768–74.
8. Meyers WC, Yoo E, Devon ON, Jain N, Horner M. Understanding "sports hernia" (athletic pubalgia): the anatomic and pathophysiologic basis for abdominal and groin pain in athletes. Oper Tech Sports Med. 2007;15:165–77.
9. Meyers WC, Greenleaf R, Saad A. Anatomic basis for evaluation of abdominal and groin pain in athletes. Oper Tech Sports Med. 2005;13:55–61.
10. Steele P, Annear P, Grove JR. Surgery for posterior inguinal wall deficiency in athletes. J Sci Med Sport. 2004;7(4):415–21.
11. Ziprin P, Williams P, Foster ME. External oblique aponeurosis nerve entrapment as a cause of groin pain in the athlete. Br J Surg. 1999;86:566–8.
12. de Sa D, Holmich P, Phillips M, Heaven S, Simunovic N, Philippon MJ, et al. Athletic groin pain: a systematic review of surgical diagnoses, investigations, and treatment. Br J Sports Med. 2016;50:1181–6.
13. Hammoud S, Bedi A, Magennis E, Meyers WC, Kelly BT. High incidence of athletic pubalgia symptoms in professional athletes with symptomatic femoracetabular impingement. Arthroscopy: J Arthr Rel Surg. 2012;28:1388–95.
14. Mei-Dan O, Lopez V, Carmont MR, McConkey MO, Steinbacher G, Alvarez PD, et al. Adductor tenotomy as a treatment for groin pain in professional soccer players. Orthopedics. 2013;36(9):e1189-e1197.
15. Scholten PM, Massimi S, Dahmen N, Diamond J, Wyss J. Successful treatment of athletic pubalgia in a lacrosse player with ultrasound-guided needle tenotomy and platelet-rich plasma injection: a case report. PM&R. 2015;7(1):79–83.
16. Singh JR, Roza R, Bartolozzi AR. Platelet rich plasma therapy in an athlete with adductor longus tendon tear. U Penn Ortho J. 2010;20:42–3.
17. St-Onge E, Macintyre IG, Galea AM. Multidisciplinary approach to non-surgical management of inguinal disruption in a professional hockey player treated with platelet-rich plasma, manual therapy and exercise: a case report. J Can Chiropr Assoc. 2015;59(4):390–7.
18. Fader RR, Mitchell JJ, Traub S, et al. Platelet-rich plasma treatment improves outcomes for chronic proximal hamstring injuries in an athletic population. Muscles Ligaments Tendons J. 2014;4(4):461–6.
19. Ekstrand J, Ringborg S. Surgery versus conservative treatment in soccer players with chronic groin pain: a prospective randomized study in soccer players. Eur J Sports Traumatol Rel Res. 2001;23:141–5.
20. Paajanen H, Brinck T, Hermunen H, Airo I. Laparoscopic surgery for chronic groin pain in athletes is more effective than nonoperative treatment:

a randomized clinical trial with magnetic resonance imaging of 60 patients with sportsman's hernia (athletic pubalgia). Surg. 2011;150:99–107.

21. Meyers WC, McKechnie A, Philippon MJ, Horner MA, Zoga AC, Devon ON. Experience with "sports hernia" spanning two decades. Ann Surg. 2008;248:656–65.

22. Muschaweck U, Berger L. Minimal repair technique of sportsmen's groin: an innovative open-suture repair to treat chronic inguinal pain. Hernia. 2010;14:27–33.

23. Lloyd Dm SCD, Altafa A, Fareed K, Bloxham L, Spencer L, et al. Laparoscopic inguinal ligament tenotomy and mesh reinforcement of the anterior abdominal wall: a new approach for the management of chronic groin pain. Surg Laparosc Endosc Percutan Tech. 2008;18:363–8.

24. Ingoldby CJ. Laparoscopic and conventional repair of groin disruption in sportsmen. Br J Surg. 1997;84(2):213–5.

25. Atkinson HD, Johal P, Falworth MS, Ranawat VS, Dala-Ali B, Martin DK. Adductor tenotomy: its role in the management of sports-related groin pain. Arch Orthop Trauma Surg. 2010;130:965–70.

26. Schilders E, Dimitrakopoulou A, Cooke M, Bismil Q, Cooke C. Effectiveness of a selective partial adductor release for chronic adductor-related groin pain in professional athletes. Am J Sports Med. 2013;41:603–7.

27. Vezeridis P, Gill TJ. Adductor injuries and the role of adductor tenotomy for groin pain in athletes. In: Diduch D, Brunt LM, editors. Sports hernia and athletic pubalgia: diagnosis and treatment. New York: Spring; 2014. p. 173–81.

28. Schlegel TF, Bushnell BD, Godfrey J, Boublik M. Success of nonoperative management of adductor longus tendon ruptures in National Football League athletes. Am J Sports Med. 2009;37:1394–9.

29. Ellsworth AA, Zoland MP, Tyler TF. Athletic pubalgia and associated rehabilitation. Int J Sports Phys Ther. 2014;9:774–84.

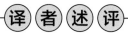

（译）（者）（述）（评）

　　腹股沟损伤多由于耻骨在腹直肌、腹股沟韧带和长收肌腱止点部位的高度劳损，常包括腹直肌肌腱损伤、后腹壁／腹股沟底缺损和内收肌相关腹股沟损伤。运动相关的腹股沟损伤在临床上较为常见，但是诊断和处理比较困难，大多数情况可以通过休息、冰敷、非甾体抗炎药和物理治疗得到改善。接诊保守治疗失败的患者时，疝外科医生应详细询问病史，并与骨科医生、运动医学医生、运动教练和物理治疗师进行有效沟通。完整详尽的体格检查包括站立和仰卧查体，结合影像学检查排除腹股沟疝、睾丸病变、耻骨骨炎、髋关节病变、耻骨支应力性骨折、内收肌劳损、髋屈肌劳损和神经卡压等，且应对特定运动员进行个体化的评估。腹股沟损伤的相关手术方式包括单纯修补术、无张力补片修补术、收肌腱切开术等，应根据具体的损伤情况决定治疗方案，术后的康复训练也尤为重要，恢复情况会因运动员、运动项目和受伤程度而异。

（吴茸　嵇振岭）

第 18 章
儿童腹股沟疝修补术

Domenic R. Craner, Ian C. Glenn, Todd A. Ponsky

流行病学

腹股沟疝修补术是所有儿科医生最常进行的手术之一。腹股沟疝在男童中的发病率高于女童,比例约为 10:1[1]。全球范围内儿童腹股沟疝的总体发病率为 0.8%~4%,并随着年龄的增长而下降,85% 的疝表现为单侧[1,2]。但有研究推测,未合并疝形成的鞘突未闭发生率要更高。Weaver 和同事发现,接受过任一类型腹腔镜手术的患者中有 20% 患者存在无症状的鞘突未闭,而诊断为鞘突未闭的患者中仅有 6%的患者曾因腹股沟疝症状到医院治疗[3]。

一般而言,儿童腹股沟疝是先天性的,以斜疝较为常见。直疝在儿童中罕见,其发病率通常在儿童腹股沟疝中不足 1%。婴幼儿发生腹股沟疝的危险因素包括早产和低出生体重。

在 18 岁以下的患者中,腹股沟疝发生嵌顿的概率为 6%~18%,通常累及肠或网膜组织,以及女性的卵巢。婴儿期发生嵌顿的风险最高,约为 30%[4]。

病理生理学

儿童腹股沟斜疝形成的病理生理基础为其出生前的性腺和腹壁发育缺陷。性腺在妊娠第 5 周左右开始形成,妊娠第 7 个月左右开始在腹膜憩室内沿内环口方向逐渐下降。

正常发育情况下,鞘突应在妊娠 36~40 周时闭合,60% 的小儿在出生 2 年内会完全闭合[5,6]。鞘突未闭则会导致阴囊和腹膜腔之间的连通,使腹腔内容物通过此通道下降至阴囊。在女性中,与鞘突类似的是 Nuck 管的闭合。Nuck 管持续存在可导致女性腹股沟疝的发生。

诊断

腹股沟疝的诊断通常以临床诊断为主。大多数腹股沟疝是无症状的。体格检查是最可靠的诊断方法,特别是当伴有腹股沟或阴囊隆起史时[6]。但是,患者也可出现梗阻、局部红斑、恶心或呕吐等症状,这可能预示着病情较为严重和紧急。腹股沟疝发生在右侧较常见。

影像学检查对腹股沟疝的诊断并不是必需的,但超声检查有时可用于识别疝内容物的结构。值得注意的是,超声检查阴性不能完全排除腹股沟疝的存在[6]。

治疗

儿童腹股沟疝是采取保守治疗还是手术治疗尚存在争议,关于疝修补最佳时机的争议则更大。儿童腹股沟疝嵌顿的发生率远高于成人,因此儿童的疝修补应更为积极。目前,儿外科医生可采用多种手术方式进行修补,包括开放式手术和腹腔镜手术。

开放式疝修补术

尽管腹腔镜疝修补技术在不断进步，开放式疝修补术仍被认为是儿童腹股沟疝修补的金标准。开放式疝修补术在腹股沟皱褶处做切口，后在 Scarpa 筋膜层（浅筋膜深层）经锐性和钝性分离至腹外斜肌腱膜。锐性切开腹外斜肌腱膜，暴露腹股沟内环，便于探查腹股沟管。识别髂腹股沟神经、输精管和性腺血管，并将其从疝囊剥离后进行保护。必要时回纳疝内容物，结扎并切除疝囊，用 3-0 或 4-0 可吸收线结扎未闭合的鞘突[7]。小儿疝治疗一般不使用补片。

腹腔镜疝修补术

1997 年，El-Gohary 首次描述了腹腔镜疝修补术，由于担忧损伤输精管，腹腔镜疝修补术最初只适用于女性[8]。2000 年，Schier 描述了腹腔镜疝修补术在男女患者中的应用[9]。现如今，已有从单孔到多孔技术，以及腹腔内和腹腔外的鞘突结扎等多种腹腔镜疝修补技术。尽管有如此多的腔镜技术，但很少有证据支持某种单一技术[10]，其选择在很大程度上是根据外科医生的习惯。下面我们将讨论两种技术尤其是腹膜外疝修补术的不同应用方法。

腹膜内疝修补术

腹膜内疝修补方法即在腹腔镜下进腹后完全腹膜腔内结扎未闭合的鞘突。此术式通常需要至少 2 个戳孔以进行疝囊切除和缝合结扎的操作[10]。Schier 等于 1998 年首次报道了该术式，他将内环的边缘用 2~3 针 Z 形缝合以进行封闭。最初仅在女性中应用，后也成功应用于男性[9,11]。值得注意的是，这种技术后被证实具有很高的复发率[10]。

2004 年，Yip 和同事[12]描述了"腹腔镜下腹膜翻转疝修补术"。这项技术是在内环口水平分离疝囊的前外侧边界，后将其移向内侧。

随后将外侧边缘缝合到内环的内侧边缘，即封闭未闭合的鞘突，同时将封闭部位远离切开的肌肉。同样在 2004 年，Becmeur 描述了另一种技术，在腹股沟内环的外侧部分切开腹膜，分离鞘突，后用 3-0 Vicryl 线缝合腹膜边缘[13]。

Zallen 和 Glick[14]描述了一种专门用于女性疝修补的腹腔镜下反向结扎术，通过在双侧髂嵴前水平的腹壁穿刺孔置入抓钳。从健侧戳孔将带有可吸收缝线的圈套器放置在未闭合鞘突的开口周围，于患侧戳孔置入抓钳穿过圈套器进入鞘突，钳夹疝囊后翻转（进入腹膜腔），以便进行剥离、松解疝囊内容物。随后扭转鞘状突，在其周围放置第二个圈套器，完成高位结扎。

另一种值得关注的腹腔镜下疝修补技术是 Riquelme 报道的腹腔镜下疝囊切除术，即切除鞘突的腹膜囊而不进行结扎[15]。在这项技术中，钝性和锐性剥离疝囊后将其翻入腹腔。在腹股沟内环上方的壁腹膜处做一个小切口。将疝囊从性腺血管和输精管中分离出来，在内环口周围环形切下一小块腹膜，形成表面无腹膜的一小片环形区域。随后完全切除疝囊，使其形成腹膜瘢痕组织，以封闭内环口周围并消除未闭合的鞘突。

腹膜外疝修补术

我们首选的疝修补技术是经皮内环结扎术（percutaneous inguinal ring suturing，PIRS），这是 Patkowski 等人所报道的改良技术[10,16]：

- 在手术开始之前，将两根 18G 穿刺针弯成弧形，穿一根 3-0 带环的单丝线，线环拉入缝针。
- 局部麻醉，取脐部切口，经气腹针向腹部充气，气压为 8~10mmHg（图 18.1）。
- 置入 3mm 套管，插入 70° 的 3mm 内镜，识别腹股沟内环口。尽管未合并疝的无症状未闭合鞘突是否需要修补仍存争议，健侧也要检查是否存在未闭合的鞘突或未确诊的疝。
- 在患侧下腹部做另一穿刺口，放置 3mm 的 Maryland 分离钳，用于协助经腹膜进针和分

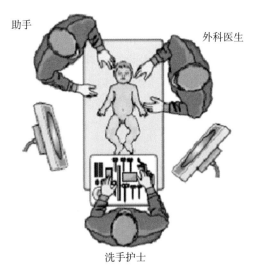

图 18.1　患者体位及正确的手术野准备[17]

助手　　　　　外科医生

洗手护士

离腹膜。

· 从内环的 8 点 ~5 点位置开始切开腹膜（与系带结构相对），并注意保留覆盖在系带结构上的组织（图 18.2）。

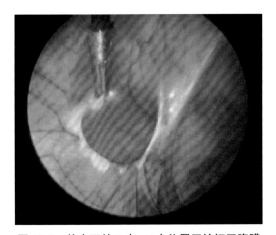

图 18.2　从内环的 8 点 ~5 点位置开始切开腹膜

· 后用一根 25 号探针在鞘突水平定位内环的 12 点位置，并在这个位置做 1mm 的皮肤切口。

· 采用腹膜外间隙注射局麻药的液体分离技术，将腹膜抬高，使其远离腹壁和系带结构。

· 将预先准备好的 18G 穿刺针穿过 1mm 的皮肤切口，直至 12 点钟位置的腹膜下方。后沿着腹壁和腹膜之间的内环向外侧穿刺，即先前进行局麻药液体分离处（图 18.3）。

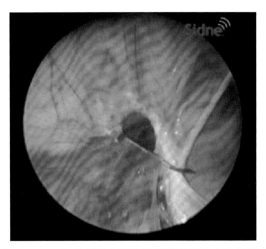

图 18.3　18G 穿刺针在腹壁和腹膜之间的内环外侧穿过，即之前进行过液体分离的部位

· 穿刺针从腹膜下、血管和输精管上方穿过。可辅以 Maryland 抓钳将腹膜从系带结构上提起。

· 穿刺针绕开血管后穿过腹膜进入腹腔。从穿刺针中推出缝合线环。

· 后取出穿刺针，留下预置的缝合线环，线尾从皮肤切口穿出。

· 重复前面的步骤，将 18G 穿刺针从内环口周围的 12 点位置穿过。

· 穿刺针穿过最初放置的缝合线环，将外侧放置的线环紧贴穿刺针拉紧，针内的缝线即被推入腹腔。

· 取出穿刺针，使外侧袢紧贴内侧袢固定，从而起到套扎的作用。

· 将外侧缝线从腹腔中拉出，内侧线环绕腹股沟内环后再从皮肤拉出。

· 用一根不可吸收缝线从疝囊周围的线环穿过，反向牵拉缝线末端，以便将缝线从内环口周围拉出皮肤切口外。

· 随后，在线环的结点处剪断缝线，实现内环的双重结扎。

· 将缝线打结，切除疝囊。体外收紧打结置于皮下。

· 用可吸收的 3-0 缝线缝合脐部切口。用手术胶闭合脐部和腹股沟穿刺部位的皮肤。

虽然 PIRS 技术是我们首选的腹股沟疝修

补方法,但是我们还讨论了其他成功应用于小儿疝修补的腹腔镜技术。

另一种技术是由 Michael Harrison 报道的经皮下内镜辅助缝扎术[18]。

- 将 2.7mm 的 30° 内镜通过 3mm 的脐部戳卡,使左右两侧腹腔都可以观察到,以便诊断对侧的隐匿性疾病。
- 内镜的使用可以实现腹股沟内环的可视化和识别。
- 在腹股沟内环口对应的腹壁表面,用一根粗针(T12 或 T20)带线,从一侧穿过内环周围的腹膜外间隙,再从皮肤穿出,避免损伤系带结构。
- 后将穿刺针回穿过内环前方的皮下组织,针头端穿过原来的穿刺口。
- 将缝线结扎,封闭内环,而输精管和血管留在内环外。
- 这项技术有多种演变。

Yeung[19]描述了他的腹膜外鞘突结扎技术:
- 取脐下切口,置入 3mm 或 5mm 戳卡。
- 在脐和耻骨中间的位置作一个 2~3mm 的穿刺口。
- 在腹腔镜直视下,3mm 的抓钳通过穿刺口进入腹腔,在疝囊剥离过程中辅助牵引腹膜。
- 将 3-0 聚二噁烷酮缝线穿过针尖形成 2 个祥,备好疝钩待用。
- 在腹股沟内环口浅表腹壁的 12 点位置再做一个 2mm 的切口,使刀片的尖端仅在腹膜下看到,但不能穿透腹膜。
- 将带缝线的疝钩穿过第 2 个穿刺孔,直到看到尖端触及腹股沟内环水平的腹膜。
- 在腹膜外平面操作疝钩,围绕内环切开腹膜,并剥离周围的组织,同时在腹膜内使用抓钳反向牵引进行辅助剥离。
- 对右侧疝从前到后、从外侧到内侧进行剥离,左侧则相反。
- 一旦疝钩穿过输精管和精索血管,则将疝钩的尖端向腹腔方向旋转,穿过腹膜进入腹腔。

- 用抓钳将双祥缝线从疝钩上取下,并带入腹腔。
- 将疝钩从原来的穿刺孔拔出,缝线置于先前的 12 点位置,后绕过腹膜下内环口的另一半,使缝线回到原来进入腹腔的穿刺点。
- 完成剥离,通过缝线祥进入腹腔的切口操作疝钩。
- 至此,双缝线环应将疝囊颈完全环绕。
- 腹部放气,收紧缝线,使其仅结扎腹膜层,而不包括其他中间组织。

关于疝修补的争议

儿童腹股沟疝最适宜的手术修补方式尚存争议。随着腹腔镜技术的进步,腹腔镜手术取代开放式手术的争论越来越激烈。研究表明,与开放式手术相比,腹腔镜修补术的并发症风险降低[20]。此外,在单侧疝和复发疝中,腹腔镜修补术减少了儿童的手术时间。此前作者已得出腹腔镜疝修补在技术上也比开放式手术容易的结论。这是由于腹腔镜外科医生能够识别重要的解剖结构,而这在开放式手术中是无法做到的[21]。由于这些发现,已有许多循证医学建议使腹腔镜疝修补成为儿童疝修补的标准术式。然而,这些建议并未得到广泛采纳。

进一步的思考

虽然上述讨论的大多数技术都是用于简单的修补,但在许多情况下可改变儿童腹股沟疝的治疗方法。

嵌顿疝

未修补的腹股沟疝最大的危险是嵌顿或绞窄。而实际上,这恰恰是未经手术修补的腹股沟疝最常见的并发症。虽然对解剖缺损的修补与未嵌顿疝的修补是相似的,但我们仍需采取一些措施以减少嵌顿疝的发生。

临床表现

嵌顿疝在儿童可有多种表现方式。最常见的嵌顿疝包括卵巢、大网膜、小肠和阑尾[22]。儿童常出现梗阻的症状,如腹痛和恶心或呕吐。此外,当嵌顿过程中出现绞窄和组织坏死时也会表现出心动过速和中毒症状。

手法复位嵌顿疝

对于许多出现腹股沟疝嵌顿的患者,因患者没有出现肠缺血或坏死的症状或体征,采用手法复位是安全的。手法复位在嵌顿性腹股沟疝患者中可达到 70%~95% 的成功率[6]。由于嵌顿的解剖性质和肠水肿的可能,仅通过直接压迫疝内容物,使其从外环口推回通常较为困难。因此,我们建议用一只手压住外环以保持疝内容物位置固定,同时用第二只手将疝内容物缓慢推过缺损处。用两只手对外环和疝内容物施加压力,肠管滑向外环浅表(而不是滑入外环)的趋势常会被抑制。持续的直接压迫肠管也可将部分肠管水肿挤除。该操作需缓慢进行,通常需要 5~10 分钟才能完成[6]。

手术治疗

嵌顿疝的标准处理方法是在初次出现症状时尝试手法复位疝内容物,除非有肠穿孔或绞窄的情况。如果疝可以手法复位,修补常要推迟 1~2 天,以使组织的炎症消退[23]。无法手法复位的疝则需急诊手术治疗[6]。

一旦决定进行手术治疗,即需要考虑最佳手术方式。许多先前描述的开放式和腹腔镜技术已被用于嵌顿疝的手术治疗,所不同的是嵌顿的内容物。在关闭鞘突和完成疝修补后,应彻底检查腹部内容物是否有活力和发生损伤。根据需要进行修复和切除。

关于嵌顿疝管理的争议

随着腹腔镜技术的进步,关于开放式和腹腔镜治疗的争论也转移到嵌顿疝。虽然开放式手术更为常用,但腹腔镜修补手术也可达到类似的效果[24]。此外,腹腔镜手术也有许多开放式手术所不能及的优势。向腹腔中注入二氧化碳可扩大腹股沟内环,即使手法复位不成功,也便于嵌顿内容物的复位。此外,嵌顿肠管在复位后可被观察到,以评估活力,而在开放式手术中可能做不到彻底探查复位的肠管[23]。然而,这两种技术均不能避免并发症的发生。

大多数人认为,当患者出现嵌顿疝时,最好尝试用手法复位,如果成功,则计划在 24 小时~5 天内进行疝修补手术[25,26]。延迟修补可以使组织炎症减轻,从而进行更安全的修补。但是过久延迟修补会增加再次发生嵌顿的风险[26]。研究表明再次嵌顿的发生率超过 50%[27]。

复发率

腹股沟疝修补术最常见的并发症是疝复发。但是,由于不同研究中患者随访的差异,很难比较不同术式的复发率。

据估计,开放手术的复发率为 1%~2%,其中 96% 的复发发生在修补术后 5 年内[28]。腹腔镜手术的复发率在 0~5.5% 之间[4,21,29]。在比较开放式手术和腹腔镜手术时,一些研究指出,腹腔镜手术有较高复发率。在 2011 年的一项 meta 分析中,Alzahem 等发现开放式手术和腹腔镜手术复发率分别为 2% 和 4%,但这并无统计学差异[30]。小儿疝修补术的比较研究多数是在开放式疝修补术与腹腔镜疝修补术之间进行的,但 Shalaby 等分析了腹膜内和腹膜外修补[31]。他们发现两种方法在疝复发上有显著统计学差异,术后 24 个月内,进行腹膜内修补的患者有 4% 的术后复发,而腹膜外修补的患者仅有 1.3% 出现复发。进一步研究比较各种腹腔镜技术对腹股沟疝的治疗效果是有意义的。

瘢痕组织的作用

关于成人[32-34]和儿童[35,36]的多项研究都描述了疝囊切除但不缝合结扎的开放式腹股沟斜疝修补术。这是基于修补的关键不是结扎疝囊，而是分离疝囊后所形成的瘢痕这一理念。

作者用家兔模拟小儿腹腔镜腹股沟疝修补，发现腹股沟内环处蓄意造成的锐器伤加缝合修补优于单纯缝合修补，充分表明损伤在腹腔镜修补中的重要作用[37]。

迄今为止，关于瘢痕形成的意义最有价值的证据来自 Riquelme 等的研究[15]。对于内环直径≤10mm 的患者，采用腹腔镜下切除鞘突及其相关腹膜而不进行缝合，可以实现成功治疗。除缩短手术时间外，这项术式的主要优点是可减少精索结构损伤的风险。

结论

总之，腹股沟疝修补术是小儿外科医生最常进行的手术之一。了解儿童疝的解剖学和病理生理学特点可以帮助外科医生选择最好的修补方法。在此，我们介绍了世界各地所采用的多种修补技术。但为了减少手术并发症和避免未来再次修补的需要，继续研发这些技术非常重要。

（张颖超　译）

参考文献

1. Chang SJ, Chen JY, Hsu CK, Chuang FC, Yang SS. The incidence of inguinal hernia and associated risk factors of incarceration in pediatric inguinal hernia: a nation-wide longitudinal population-based study. Hernia. 2016;20(4):559–63. Epub 2015/11/30, PubMed PMID: 26621139. https://doi.org/10.1007/s10029-015-1450-x.
2. Esposito C, Escolino M, Turrà F, Roberti A, Cerulo M, Farina A, et al. Current concepts in the management of inguinal hernia and hydrocele in pediatric patients in laparoscopic era. Semin Pediatr Surg. 2016;25(4):232–40. Epub 2016/05/11, PubMed PMID:　27521714.　https://doi.org/10.1053/j.sempedsurg.2016.05.006.
3. Weaver KL, Poola AS, Gould JL, Sharp SW, St Peter SD, Holcomb GW. The risk of developing a symptomatic inguinal hernia in children with an asymptomatic patent processus vaginalis. J Pediatr Surg. 2017;52(1):60–4. Epub 2016/10/28, PubMed PMID: 27842956. https://doi.org/10.1016/j.jpedsurg.2016.10.018.
4. Esposito C, Escolino M, Cortese G, Aprea G, Turrà F, Farina A, et al. Twenty-year experience with laparoscopic inguinal hernia repair in infants and children: considerations and results on 1833 hernia repairs. Surg Endosc. 2016. Epub 2016/08/05, PubMed PMID: 27495342;31:1461. https://doi.org/10.1007/s00464-016-5139-8.
5. Rowe MI, Copelson LW, Clatworthy HW. The patent processus vaginalis and the inguinal hernia. J Pediatr Surg. 1969;4(1):102–7. PubMed PMID: 5779274
6. Abdulhai S, Glenn I, Ponsky T. Incarcerated pediatric hernias. Surg Clin N Am. 2017;97:129–45.
7. Fraser J, Inguinal Hernias SC. Hydroceles. In: Holcomb G, Murphy P, Ostlie D, editors. Ashcraft's pediatric surgery. 6th ed. New York: Elsevier; 2014. p. 679–88.
8. El-Gohary M. Laparoscopic ligation of inguinal hernia in girls. Pediatr Endosurg Innov Techn. 1997;1:185–8.
9. Schier F. Laparoscopic surgery of inguinal hernias in children--initial experience. J Pediatr Surg.　2000;35(9):1331–5.　https://doi.org/10.1053/jpsu.2000.9326. PubMed PMID: 10999691
10. Ostlie DJ, Ponsky TA. Technical options of the laparoscopic pediatric inguinal hernia repair. J Laparoendosc Adv Surg Tech A. 2014;24(3):194–8. https://doi.org/10.1089/lap.2014.0081.　　　　PubMed PMID: 24625350
11. Schier F. Laparoscopic herniorrhaphy in girls. J Pediatr Surg. 1998;33(10):1495–7. PubMed PMID: 9802799
12. Yip KF, Tam PK, Li MK. Laparoscopic flip-flap hernioplasty: an innovative technique for pediatric hernia surgery. Surg Endosc. 2004;18(7):1126–9. Epub 2004. PubMed PMID: 15162239.
13. Becmeur F, Philippe P, Lemandat-Schultz A, Moog R, Grandadam S, Lieber A, et al. A continuous series of 96 laparoscopic inguinal hernia repairs in children by a new technique. Surg Endosc. 2004;18(12):1738–41. Epub 2004/10/26, PubMed PMID: 15809780. https://doi.org/10.1007/s00464-004-9008-5.
14. Zallen G, Glick PL. Laparoscopic inversion and ligation inguinal hernia repair in girls. J Laparoendosc Adv Surg Tech A. 2007;17(1):143–5. https://doi.org/10.1089/lap.2006.0553.　　　PubMed PMID: 17362194
15. Riquelme M, Aranda A, Riquelme-Q M. Laparoscopic pediatric inguinal hernia repair: no ligation, just resection. J Laparoendosc Adv Surg Tech A. 2010;20(1):77–80. https://doi.org/10.1089/lap.2008.0329. PubMed PMID: 19489678

16. Patkowski D, Czernik J, Chrzan R, Jaworski W, Apoznański W. Percutaneous internal ring suturing: a simple minimally invasive technique for inguinal hernia repair in children. J Laparoendosc Adv Surg Tech A. 2006;16(5):513–7. https://doi.org/10.1089/lap.2006.16.513. PubMed PMID:17004880

17. Schier F. Laparoscopic herniorraphy. In: Bax KMA, Georgeson KE, Rothenberg SS, Valla JS, Yeung CK, editors. Endoscopic surgery in infants and children. 1st ed. New York: Springer; 2008. p. 575–84.

18. Harrison MR, Lee H, Albanese CT, Farmer DL. Subcutaneous endoscopically assisted ligation (SEAL) of the internal ring for repair of inguinal hernias in children: a novel technique. J Pediatr Surg. 2005;40(7):1177–80. https://doi.org/10.1016/j.jpedsurg.2005.03.075. PubMed PMID: 16034766

19. Yeung C, Lee K. Inguinal herniotomy: laparoscopic-assisted extraperitoneal technique. In: Bax K, Georgeson K, Rothenberg S, Valla J, Yeung C, editors. Endoscopic surgery in infants and children. Berlin/Heidleberg: Springer; 2008. p. 591–6.

20. Feng S, Zhao L, Liao Z, Chen X. Open versus laparoscopic inguinal Herniotomy in children: a systematic review and meta-analysis focusing on postoperative complications. Surg Laparosc Endosc Percutan Tech. 2015;25(4):275–80. https://doi.org/10.1097/SLE.0000000000000161. PubMed PMID: 26018053

21. Parelkar SV, Oak S, Gupta R, Sanghvi B, Shimoga PH, Kaltari D, et al. Laparoscopic inguinal hernia repair in the pediatric age group--experience with 437 children. J Pediatr Surg. 2010;45(4):789–92. https://doi.org/10.1016/j.jpedsurg.2009.08.007. PubMed PMID: 20385288

22. Esposito C, Turial S, Alicchio F, Enders J, Castagnetti M, Krause K, et al. Laparoscopic repair of incarcerated inguinal hernia. A safe and effective procedure to adopt in children. Hernia. 2013;17(2):235–9. Epub 2012/07/08, PubMed PMID: 22772871. https://doi.org/10.1007/s10029-012-0948-8.

23. Kaya M, Hückstedt T, Schier F. Laparoscopic approach to incarcerated inguinal hernia in children. J Pediatr Surg. 2006;41(3):567–9. https://doi.org/10.1016/j.jpedsurg.2005.11.066. PubMed PMID: 16516636

24. Mishra PK, Burnand K, Minocha A, Mathur AB, Kulkarni MS, Tsang T. Incarcerated inguinal hernia management in children: 'a comparison of the open and laparoscopic approach'. Pediatr Surg Int. 2014;30(6):621–4. Epub 2014/05/08, PubMed PMID: 24805115. https://doi.org/10.1007/s00383-014-3507-9.

25. Vaos G, Gardikis S, Kambouri K, Sigalas I, Kourakis G, Petoussis G. Optimal timing for repair of an inguinal hernia in premature infants. Pediatr Surg Int. 2010;26(4):379–85. Epub 2010/02/19, PubMed PMID: 20169441. https://doi.org/10.1007/s00383-010-2573-x.

26. Gahukamble DB, Khamage AS. Early versus delayed repair of reduced incarcerated inguinal hernias in the pediatric population. J Pediatr Surg. 1996;31(9):1218–20. PubMed PMID: 8887087

27. Niedzielski J, Kr 1 R, Gawłowska A. Could incarceration of inguinal hernia in children be prevented? Med Sci Monit. 2003;9(1):CR16–8. PubMed PMID: 12552244

28. Ein SH, Njere I, Ein A. Six thousand three hundred sixty-one pediatric inguinal hernias: a 35-year review. J Pediatr Surg. 2006;41(5):980–6. https://doi.org/10.1016/j.jpedsurg.2006.01.020. PubMed PMID: 16677897

29. Schier F. Laparoscopic inguinal hernia repair-a prospective personal series of 542 children. J Pediatr Surg. 2006;41(6):1081–4. https://doi.org/10.1016/j.jpedsurg.2006.02.028. PubMed PMID: 16769338

30. Alzahem A. Laparoscopic versus open inguinal herniotomy in infants and children: a meta-analysis. Pediatr Surg Int. 2011;27(6):605–12. https://doi.org/10.1007/s00383-010-2840-x. PubMed PMID: 21290136

31. Shalaby R, Ismail M, Dorgham A, Hefny K, Alsaied G, Gabr K, et al. Laparoscopic hernia repair in infancy and childhood: evaluation of 2 different techniques. J Pediatr Surg. 2010;45(11):2210–6. https://doi.org/10.1016/j.jpedsurg.2010.07.004. PubMed PMID: 21034946

32. Jiang ZP, Yang B, Wen LQ, Zhang YC, Lai DM, Li YR, et al. The etiology of indirect inguinal hernia in adults: congenital or acquired? Hernia. 2015;19(5):697–701. Epub 2014/11/28, PubMed PMID: 25431254. https://doi.org/10.1007/s10029-014-1326-5.

33. Othman I, Hady HA. Hernia sac of indirect inguinal hernia: invagination, excision, or ligation? Hernia. 2014;18(2):199–204. Epub 2013/04/02, PubMed PMID: 23546863. https://doi.org/10.1007/s10029-013-1081-z.

34. Gharaibeh KI, Matani YY. To ligate or not to ligate the hernial sac in adults? Saudi Med J. 2000;21(11):1068–70. PubMed PMID: 11360071

35. Ali K, Kamran H, Khattak IU, Latif H, Non-ligation of Indirect Hernial sac in children. J Ayub Med Coll Abbottabad. 2015;27(1):180–2. PubMed PMID: 26182771

36. Mohta A, Jain N, Irniraya KP, Saluja SS, Sharma S, Gupta A. Non-ligation of the hernial sac during herniotomy: a prospective study. Pediatr Surg Int. 2003;19(6):451–2. Epub 2003/05/28, PubMed PMID: 12774253. https://doi.org/10.1007/s00383-002-0940-y.

37. Blatnik JA, Harth KC, Krpata DM, Kelly KB, Schomisch SJ, Ponsky TA. Stitch versus scar--evaluation of laparoscopic pediatric inguinal hernia repair: a pilot study in a rabbit model. J Laparoendosc Adv Surg Tech A. 2012;22(8):848–51. Epub 2012/09/18, PubMed PMID: 22989037. https://doi.org/10.1089/lap.2012.0137.

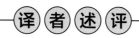

腹膜内疝修补术，应在充分了解儿童腹股沟疝的解剖学和病理生理学基础上，按不同患儿年龄、是否嵌顿、疾病进展程度选择最适宜的治疗方法。

　　儿童腹股沟疝是腹股沟疝中较为特殊的一种，因为需要特殊的小儿麻醉来手术修补，无需补片，多在儿童医院或地区中心医院诊治。本章详细介绍了开放式修补、腹腔镜下腹膜外和

（丁政　嵇振岭）

第 19 章
涉及肠损伤 / 肠切除的腹股沟疝修补术

Garth R. Jacobsen, Jessica L. Reynolds

　　无论是腹腔镜手术还是开放式手术,使用永久性合成补片是现代腹股沟疝修补术的金标准。与传统疝修补手术相比,使用补片可将复发率降低 10 倍,至 1% 以下,而且无明显补片相关并发症[1,2]。然而,当腹股沟疝的修补涉及肠损伤或肠切除时,由于担心在补片上植入肠道细菌,此时使用补片有很大争议。这可能导致一种极其严重的并发症:慢性补片感染,需要取出补片。在与腹股沟疝无关的腹部手术(如胆囊切除术后腹腔粘连、恶性肿瘤引起的小肠梗阻)中修补腹股沟疝时,也会出现这个问题。

　　腹股沟疝修补术可能涉及不同程度的伤口污染:从清洁 - 污染病例(例如切除一小块薄薄的肠袢并伴有轻微渗出)到污染病例(例如肠损伤并伴有严重渗出,严重污染病例伴有肠穿孔和坏死)。我们的修补方案取决于伤口污染的程度。重要的是要记住,尽管在污染情况下使用大网孔补片越来越流行,但是没有绝对适用于污染手术野的永久性合成补片。然而,大量的数据表明使用生物补片或可吸收的合成补片有一定的安全性。当然,在紧急情况下可以选择进行传统的组织修补,如果患者后期复发,可以选择进行腹腔镜或开放式补片修补。

清洁 - 污染伤口

　　美国疾控与预防中心(CDC)将清洁 - 污染伤口定义为在受控条件下进入消化道且无严重污染的伤口。目前的证据表明,在清洁 - 污染

的部位使用适当的合成补片是安全的,伤口并发症的发生率与不用补片的组织修补相比没有显著差异[3-8]。在这些情况下,我们的做法是使用轻质大孔聚丙烯补片,当然也可以使用可吸收补片或生物补片。

　　典型的清洁 - 污染伤口包括绞窄性疝手术切口,因小肠绞窄梗阻,可能需要切除缩窄的小肠,但不包括肠穿孔情况。我们倾向于腹腔镜下经腹入路处理嵌顿和绞窄性的腹股沟疝。在麻醉诱导后,通常可以通过轻柔的牵引和外部压力以及疝环切开以减少肠道压力,从而还纳肠管。一旦肠道压力减少,就可以确定肠管能否存活,是否需要切除。我们在切除肠道之前先进行疝修补并放置补片,以便在污染腹膜间隙之前将网片放置在腹膜前间隙。我们更倾向于经腹部入路,因为这是进入腹腔的最佳途径,还可以进一步评估肠道通畅性。提起腹膜瓣,可还纳疝内容物,缩小疝囊,确保有足够空间放置补片,补片完整覆盖肌耻骨孔后将补片固定在 Cooper 韧带及腹壁下血管的两侧上方。然后连续缝合腹膜瓣。在有清洁 - 污染伤口的情况下,我们建议使用轻量的大网孔合成补片,因为有证据表明轻量大网孔补片具有耐用性的同时拥有更强的抗感染能力。然后可以通过扩大脐部切口在体内或体外完成肠切除术。

　　如果不能按上述方法在腹腔镜下还纳肠管,需要切开疝环。嵌顿性股疝就是使用这种最典型的方法,采用电钩从前内侧切开腹股沟韧带,若仍然无法腔镜下还纳,可行腹股沟辅

助切口还纳。必要时可切除肠管,腔镜下还纳后再行肠吻合,当然,也可通过辅助切口完成肠吻合。如果仍然不成功,中转开放式手术完成肠切除术,并使用轻质大网孔聚丙烯补片行 Lichtenstein 方法修补腹股沟疝。

污染伤口

　　CDC 将污染伤口定义为疝相关的严重渗出的肠道病变。如果在腹腔镜手术过程中发生肠损伤和肠内容物外溢,并且仅限于腹膜腔,那么最好的选择是在上述修复或切除损伤的肠管后,转为开放式腹股沟疝修补术。这样可以避免在污染区域放置永久性补片,降低补片感染的风险。然而,如果腹股沟管内有严重的肠漏出物,导致补片暴露在严重污染中,则应更加小心。晚期嵌顿性腹股沟疝患者常合并败血症和一定程度的肠壁缺血,但尚未穿孔。虽然腹腔镜检查可能有用,但通常需要行前路手术。如果需要切除肠管或肠内容物漏出时需要补片修补,可以考虑 Lichtenstein 的方式使用生物补片或可吸收补片,例如 Gore Bio-A。现在的研究数据不支持在这种情况下使用永久合成补片。

污秽 - 感染伤口

　　污秽 - 感染伤口是指那些残留有失活组织的伤口和涉及有临床感染或穿孔脏器的伤口。患者的表现与上述相似,但患者内脏已经穿孔。在我们的实践中,那些伴有穿孔和严重污染的绞窄性疝患者不再被认为是单纯"疝"病例。首要的问题是切除病变肠管,冲洗污染的腹腔,并防止腹腔内败血症。这可以通过腹股沟或腹部切口完成。如果患者没有腹膜炎,我们倾向于腹股沟入路以限制腹腔内污染。通常可以将肠道拉出伤口外进行切除和吻合,然后还纳腹腔。如果腹股沟切口达不到进行肠切除的足够长度,可以通过腹腔镜或中线剖腹杂交手术来操作。同样,在这种情况下,首要考虑的是胃肠道问题,而控制肠道损伤是最重要的。根据疝

缺损的大小,可行 I 期修补,也可分期修补。我们不提倡在污秽 - 感染伤口中放置任何补片,包括可吸收补片或生物补片,建议进行分期修补。如果患者情况不稳定,则应该将伤口冲洗干净,然后放置引流后关闭切口,等患者情况稳定,伤口干净后,再修补疝。

　　腹膜炎患者除需行肠切除术外,还需行腹腔镜探查和腹腔冲洗术。对于这些患者,我们倾向于分期进行疝修补术,首先治疗肠穿孔和脓毒症,当感染消失后再二次手术进行疝修补。

结论

　　涉及肠损伤和肠切除的疝修补应系统性地考虑,最容易做的是明确伤口污染程度。作为疝外科医生,我们努力为清洁的腹股沟疝确定最佳的修补方法。我们应该做开放式手术还是腹腔镜手术? TEP 还是 TAPP? 用补片还是不用补片? 面对不同程度的污染,这些问题同样适用于腹股沟疝处理。然而,我们认为,上述系统性方法有助于确定问题性质的优先次序。问题主要是疝(清洁 - 污染)还是内脏(污染)? 一旦作出了这一决定,治疗方案就会更加明确。在这些情况下,使用补片(特别是大网孔和某些可吸收合成物)变得越来越普遍,事实上对于清洁 - 污染伤口可能是安全的,但在更重的污染分类伤口中争议更大。最后,正如以上讨论所证明的,在这种复杂环境下进行腹股沟疝修补术的外科医生最好掌握各种腹腔镜和开放技术的知识和技能,以便更好地为患者服务。

(邵翔宇　译)

参考文献

1. Amid PK, Shulman AG, Lichtenstein IL. Critical scrutiny of the open "tension-free" hernioplasty. Am J Surg. 1993;165:369–71.
2. Shulman AG, Amid PK, Lichtenstein IL. The safety of mesh repair for primary inguinal hernias: results of 3,019 operations from five diverse surgical sources. Am Surg. 1992;58:255–7.

3. Carbonell AM, Cobb WS. Safety of prosthetic mesh hernia repair in contaminated fields. Surg Clin N Am. 2013;93:1227–39.

4. Carbonell AM, Criss CN, Cobb WS, Novitsky YW, Rosen MJ. Outcomes of synthetic mesh in contaminated ventral hernia repairs. J Am Coll Surg. 2013;217:991–8.

5. Kelly ME, Behrman SW. The safety and efficacy of prosthetic hernia repair in clean-contaminated and contaminated wounds. Am Surg. 2002;68:524–8; discussion 528-529

6. Souza JM, Dumanian GA. Routine use of bioprosthetic mesh is not necessary: a retrospective review of 100 consecutive cases of intra-abdominal midweight polypropylene mesh for ventral hernia repair. Surgery. 2013;153:393–9.

7. Hentati H, Dougaz W, Dziri C. Mesh repair versus non-mesh repair for strangulated inguinal hernia: systematic review with meta-analysis. World J Surg. 2014;38:2784–90.

8. Bessa SS, Abdel-fattah MR, Al-Sayes IA, Korayem IT. Results of prosthetic mesh repair in the emergency management of the acutely incarcerated and/or strangulated groin hernias: a 10-year study. Hernia: J Hernias Abdominal Wall Surg. 2015;19:909–14.

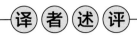

译 者 述 评

　　腹股沟疝存在嵌顿风险,故绝大多数外科医生建议在腹股沟疝早期进行手术修补以避免嵌顿。腹股沟疝嵌顿后毫无疑问会出现不同程度的污染。原著将腹股沟嵌顿疝根据污染程度进行分类,与传统手术切口分级不同,这样有助于在腹股沟疝嵌顿后根据患者术中污染情况决定具体修补方式。腹腔镜修补术可以用于嵌顿腹股沟疝的治疗,尤其是 TAPP 可以直观地了解嵌顿肠管的情况,再根据术中所见决定是否行辅助切口或中转开放式手术。正如作者所说,在这种复杂环境下进行腹股沟疝修补术的外科医生最好掌握各种腹腔镜和开放式技术的知识和技能,以便更好地为患者服务。

（邵翔宇　嵇振岭）

第 20 章
前列腺切除术围术期的腹股沟疝修补术

Stephen Masnyj, Matthew I. Goldblatt

引言

如今腹股沟疝和前列腺癌是美国男性最常见的两种疾病。男性腹股沟疝的年发病率为 0.5%~1%，终生患病率为 25%[1]。前列腺癌的终生患病率为 1/7，即 14%[2]。腹股沟疝修补术和根治性前列腺切除术（radical prostatectomy，RP）是男性最常进行的手术之一。鉴于统计腹股沟疝和前列腺癌患者时会出现人群重叠，有大量接受 RP 的患者曾接受过腹股沟疝修补术，反之亦然。如今，大多数前列腺切除术是通过腹腔镜或机器人辅助进行的微创手术，腹股沟疝修补微创手术的发展也与之类似。本章的目的在于探讨 RP 与腹腔镜下腹股沟疝修补术（laparoscopic inguinal hernia repair，LIHR）之间的相互关系。我们将研究 3 个不同的组别：LIHR 先于 RP、同时行 LIHR 和 RP、RP 先于LIHR。本章主要内容将侧重于第一组，并简要回顾其他两组的有关数据。

解剖

LIHR 和 RP 的微创手术两者共用一个腹膜前解剖平面。在 Retzius 和 Bogros 解剖间隙内进行分离是两种手术顺利进行必不可少的操作。先行 LIHR 手术对这些间隙的分离可能会使未来 RP 难度增加，反之亦然。掌握这些共用间隙的解剖结构对于理解为什么 LIHR 可能

干扰 RP 至关重要。

腹膜前间隙位于腹横筋膜后方和腹膜前部。Bogros 在 1823 年发表的论文中用他的名字命名了这个间隙。这个三角形间隙位于髂筋膜、腹横筋膜和壁腹膜之间。在 1858 年，Retzius 描述并用他的名字命名了膀胱前间隙[3]。Retzius 间隙位于膀胱前部和外侧，耻骨联合的后方。Bogros 间隙是 Retzius 间隙的侧向延伸。随着对这两个空间解剖认识的增强，腹腔镜下腹膜前入路在腹股沟疝修补术和前列腺切除术中不断发展。19 世纪末，腹膜前间隙分离首次用于结扎腹壁下或髂外动脉瘤。第一个腹膜前入路疝修补术可能是由 Annandale 在 1876 年开展的[3]。1921 年，Cheatle 描述了腹膜前入路腹股沟疝修补术，他采取旁正中切口在 Bogros 间隙内进行解剖。1993 年，McKernon 和 Laws 第一次描述了全腹膜外入路疝修补术[4]。自此以后，LIHR 成了普通外科医生常用的手术方式。随着腹腔镜设备和技术的进步，根治性前列腺切除术也经历了相似的革命。最近，机器人辅助的前列腺根治术已成为最受欢迎的手术。

先行腹腔镜下腹股沟疝修补术，后行耻骨后根治性前列腺切除术

随着 LIHR 的增多，越来越多的前列腺癌患者在行 RP 前已分离腹膜前间隙，并将补片置于腹膜前间隙中。耻骨后根治性前列腺切除术需要用到与 LIHR 同样的腹膜前间隙，若事

先已放置补片,手术则无法进行。为了在修复过程中防止疝复发,补片必须覆盖较大范围的腹膜前间隙。这种补片会诱导局部炎症反应,导致瘢痕形成和解剖平面的扭曲[5]。在前列腺切除术中,Retzius 间隙的进一步扩展需要仔细分离较致密的粘连。这增加了手术时间,而且会导致并发症的增加。

在 21 世纪早期,有研究报道已行 LIHR 的患者进行开放式根治性前列腺切除术时中止手术的案例。他们将其归咎于腹股沟疝修补术时放置的补片会继发致密的粘连,且会破坏腹膜前间隙[6]。这些研究对 LIHR 手术后行根治性前列腺切除术的安全性和可行性提出了质疑。有研究者甚至强烈反对对男性患者行 LIHR,因为 LIHR 会使患者未来无法行前列腺切除术。他们认为腹膜前间隙无法安全地分离时,损伤神经和周围组织结构的风险就会很大。2002 年 Katz 等报道了 2 例第一次手术中止的开放式耻骨后前列腺切除术的病例,既往均有 LIHR 手术史。第一个案例中,Retzius 间隙被一张大的聚丙烯补片完全破坏,补片占据了整个骨盆的宽度,覆盖了双侧腹股沟疝。术者遇到了严重的瘢痕和炎症,手术中止,患者接受了激素和放射治疗。第二个案例中,补片紧密黏附在盆内筋膜,术者能够移除补片。在去除补片的过程中,由于膀胱前壁的剥离,从而使随后的尿道膀胱吻合术挑战性倍增。通过这两个案例分析,作者认为,LIHR 使开放式根治性前列腺切除术复杂化,在某些情况下,甚至无法进行。他们敦促普通外科医生在行 LIHR 之前,关于手术可能对未来行前列腺切除术时产生的潜在局限性要告知患者。

随后的研究表明,尽管难度较大,但腹腔镜下腹股沟疝修补后行腔镜下根治性前列腺切除术既可行又安全。Haifler 等最近的一篇综述试图综合之前行 LIHR 完成开放式、腔镜下、机器人辅助 RP(robotic-assisted RP,RARP)的所有数据[7]。综述中提到,这三种方法的任何一种对于前列腺切除都是安全可行的。他们也承认留置补片导致技术难度显著增加,以及之后补片产生的炎症反应。

Saint-Elie 等报告了 21 例 LIHR 后行开放式前列腺切除术病例,术中均未中止手术。手术时间和失血量略有增加,但无术中并发症的发生。其中有 6 例患者,由于先前行 LIHR,未能完全清扫盆腔淋巴结[8]。

Do 和他的同事[9]研究了 LIHR 后行腹腔镜下前列腺切除术的可行性和安全性。他们进行了 92 例较大规模的队列研究,相比未行 LIHR,既往行 LIHR 的患者有较高的并发症比例(12% vs 5.85%),但在统计学上无明显差异(P=0.06)。他们发现手术时间、输血比率、失血量及保留神经的可能性未见增加。此外,他们检查了患者的功能和肿瘤病理结果,发现患者切缘阳性比率不受先前行 LIHR 的影响。这可能是因为腹膜外间隙一旦建立,前列腺的切除可正常进行。他们重申在 LIHR 后行开放 RP 较腹腔镜下 RP 更难操作。他们主张在 LIHR 术后行微创前列腺切除术,而不是行开放式前列腺切除术。

对于先行 LIHR 的另一种意见是:它使前列腺切除术中行盆腔淋巴结清扫(pelvic lymph node dissection,PLND)变得复杂化。关于 PLND 是否影响前列腺癌的总体预后尚存在争议[10]。扩大淋巴结清扫术可能影响临床分期,但不影响总生存率。施行 PLND 的决定是基于 T 分期、血清 PSA 水平和 Gleason 评分。低风险的患者不需要行广泛的 PLND。这包括单侧前列腺病变($T_1 \sim T_{2a}$)、血清 PSA<10ng/ml、Gleason 评分≤6。此外,预测淋巴结转移概率的列线图显示,如果淋巴结转移的概率 <2%,不推荐行 PLND[11]。根据 Joslyn 和 Konety 的观点,恰当的分期需要切除 4~10 个淋巴结[12]。

盆腔淋巴结清扫术包括清扫闭孔窝以及沿髂内外血管走行直至分叉处的淋巴结。行 LIHR 放置的补片通常会覆盖髂外和闭孔淋巴结,如果必须清扫的话,这可能会使淋巴结清扫变得困难。在 Do 等的研究中,92 例患者中有 51 例需行 PLND,其中有 39 例因对侧有补片存在只能行单侧 PLND[9]。此外,5 例接受过双侧 LIHR 的患者无法行 PLND。术后 6 个月和 12

个月的 PSA 监测显示,做过 LIHR 的患者和未行 LIHR 的患者之间无差异。

在过去的 10 年里,RARP 已成为前列腺癌的首选手术。RARP 增强了操作性和可视化,特别是对于先行 LIHR 放置补片后的复杂解剖非常有利。Siddiqui[13] 等报告了 3 950 名接受 RARP 治疗的患者人群,其中 166 名患者曾接受过放置补片的腹股沟疝修补术。那些已行腹股沟疝修补术(inguinal hernia repair,IHR)的患者粘连更广泛,手术时间需相应延长。他们注意到失血量或术中并发症并未增加,所以得出结论:腹股沟疝手术不是进行 RARP 的禁忌证。

在一项 meta 分析及系统综述中,Picozzi 等研究了腹股沟疝无张力修补术后行开放式、腹腔镜和机器人辅助根治性前列腺切除术的可行性和结果[14]。他们选取了 7 497 名患者,其中 462 人先行腹股沟疝无张力修补术。在开放组中,1 699 例患者中有 159 例已接受过腹股沟疝无张力修补术。两组在失血量和手术时间上无明显差异。然而,清扫淋巴结的数量、住院时间及留置导尿管的时间具有统计学差异。清扫的淋巴结为 3~4 个,而没有行 IHR 的患者为 6~8 个。在腹腔镜 RP 组中,有 116 例观察组和 2 020 例对照组患者。他们发现在失血量、手术时间或留置导尿管时间方面,观察组和对照组之间无统计学差异。他们的数据没有足够的信息对淋巴清扫和住院时长进行评估。最后,作者对 IHR 后行机器人辅助前列腺切除术进行了研究,对 187 例观察组与 3 475 例对照组患者进行了比较。由于数据缺乏,无法对失血量、手术时间、住院时间、留置导尿时间及淋巴结数目进行比较。数据的缺乏表明需要对 LIHR 后行 RARP 进行更多的研究。

Spernat 和他的同事对 57 例在 LIHR 后接受 RP 的患者进行了回顾性分析[15]。57 例患者中,19 例开放 RP,33 例腹腔镜 RP,5 例机器人辅助 RP。所有病例均顺利完成。在 PLND 方面,10/18 人行开放手术,4/22 人行腹腔镜手术,5/5 行机器人辅助手术。共有 44 例患者术中尝试 PLND,其中有 25 例未成功。即大部分

情况下,PLND 不适合于先行 LIHR 的患者。另一方面,尽管这个队列较小,但接受机器人辅助 RP 的患者 100% 都成功完成了 PLND。本研究再次证明机器人辅助 RP 在行 PLND 时可能存在的优越性:可操作性及可视化的增加可能使解剖更容易,但得出结论需要更多的数据。

无论采用何种手术入路,LIHR 后行 RP 都是安全可行的。腹膜前间隙放置补片,增加了手术的技术要求。尽管难度增加,但术中并发症并未增加。另外,肿瘤学的结果也无明显差异。LIHR 后行 RP 最大的争议是行 PLND 会受到影响。多项研究显示 LIHR 后行 RP 的"致命缺点"是 PLND,尤其是开放和腔镜下 PLND。另一方面,机器人辅助手术被认为可提供优越的可视化和可操作性,这使 PLND 对大多数已行 LIHR 的患者变为可能。然而,需要更多的数据来进一步支持 RARP 作为治疗先行 LIHR 的前列腺癌患者的更好方法。事实上,RARP 可能会平息淋巴结清扫的争论。更多新的研究正在质疑 PLND 对前列腺癌的效用和额外益处。更新的 PSA 水平监测也可能使 PLND 变得不必要。

普通外科医生要牢记放置补片后的 LIHR 对未来 RP 的影响。术前必须告知男性患者在前列腺切除术时补片可能造成的潜在并发症。50 岁以上的男性在接受 LIHR 前先行 PSA 检测来筛查前列腺癌。行 LIHR 时,普通外科医生可采取以下步骤,以使泌尿外科医生将来更容易解剖腹膜前间隙。这包括不要将补片放在 Cooper 韧带和耻骨支下方过远的位置。双侧腹股沟疝修补术,应单独放置两张补片,保留中线[16]。在与先行 LIHR 的患者术前谈话时,泌尿外科医生必须谈及疝复发的可能、补片感染、补片植入的需要及补片影响完整清扫盆腔淋巴结的可能性。

LIHR 和前列腺切除术同时进行

腹股沟疝是根治性前列腺切除术后常见的并发症。Regan 和他的团队报道了 RP 后腹

股沟疝的发生率为 11.9%[17]。Zhu 等报道腹股沟疝的发生率在开放 RP 下为 15.9%，腔镜 RP 下为 6.7%[18]。Stranne 等随访了开放式 RP 和 RARP 术后 4 年腹股沟疝的发生率分别为 12.2% 和 5.8%[19]。在大多数情况下，疝常发生在术后 2 年内。导致术后腹股沟疝的因素有低 BMI、高龄、既往腹股沟疝（inguinal hernia，IH）修补术和术后吻合口狭窄。对 IH 无影响的因素有：PSA 水平、高血压、糖尿病和手术时间。Nielsen 评估了在行前列腺切除术时观察到腹股沟疝的发生率，并指出其检出率为 33%[20]。

目前无法确定 RP 后腹股沟疝的高发生率是因前列腺切除术，还是因在行前列腺切除术时未能发现和修补的亚临床腹股沟疝。考虑到前列腺手术后腹股沟疝的发病率及终生发病率高，是否在行前列腺手术时，预防性地修补腹股沟疝变得更有意义。问题在于这是否能安全完成，且没有补片并发症的风险。

Do 等[21] 报道了 93 例 LIHR 合并腹腔镜下腹膜前根治性前列腺切除术，对连续 2 125 例前列腺切除术中发现的所有可复性疝进行了修补。LIHR 所需的大部分暴露和早期解剖是在他们标准的前列腺切除术过程中进行的。他们注意到术后并发症如淋巴结肿大、膀胱颈狭窄、疝复发或补片感染并未增加，肿瘤学结果也未受影响。Celik 报道了类似的低并发症率且无补片相关的感染，同时不影响癌症手术或疝修补术[22]。他们得出结论，LIHR 可以与前列腺切除术相结合，无任何副作用。

泌尿外科文献中描述的预防性步骤有助于防止未来腹股沟疝的发生。对这些步骤的详细描述超出了本文的范围，但它们确实值得考虑。其中一些技术包括在 RP 过程中横断鞘状突[23]；或从腹膜中松解精索[24]。这两种方法都可通过消除疝囊沿着精索移动的途径而起作用。

在前列腺切除术后行 LIHR

许多外科医生认为既往行 RP 是腹腔镜腹股沟疝修补术的禁忌证。这两种手术过程中用于解剖的共用腹膜前间隙在前列腺切除术后会留下瘢痕。此外，任何腹部手术都会使此平面的解剖复杂化。Dulucq 等探讨前列腺切除术或下腹部手术后行完全腹膜外疝修补（totally extraperitoneal，TEP）的可行性[25]。他们选择了 202 例接受 TEP 疝修补术的患者，其中 10 例患者既往有前列腺切除手术史，15 例患者有下腹部手术史。他们注意到解剖难度的增加和 3 例腹壁下动脉的出血在腹腔镜下都是可以得到控制的。无论既往手术史如何，所有患者均无术后复发。作者认为，在前列腺切除术或下腹部手术后，TEP 既可行又安全。像其他的根治性前列腺切除术后行 TEP 的研究一样，这项研究也受到样本量小和随访时间短的限制。大多数普通外科医生，当面临前列腺切除术后腹股沟疝时，会选择使用开放的术式，以避免在有大量瘢痕组织的平面上进行解剖。腹腔镜治疗前列腺切除术后腹股沟疝最好的方法是让具有分离前列腺切除术后腹膜前瘢痕经验的人进行手术。

（于凡　译）

参考文献

1. Stranne J, Lodding P. Inguinal hernia after radical retropubic prostatectomy: risk factors and prevention. Nat Rev Urol. 2011;8:267.

2. Howlader N, Noone AM, Krapcho M, Miller D, Bishop K, Altekruse SF, Kosary CL, Yu M, Ruhl J, Tatalovich Z, Mariotto A, Lewis DR, Chen HS, Feuer EJ, Cronin KA (eds). SEER Cancer Statistics Review, 1975–2013, National Cancer Institute. Bethesda, http://seer.cancer.gov/csr/1975_2013/, based on November 2015 SEER data submission, posted to the SEER web site, April 2016.

3. Mirilas P, Colborn GL, McClusky DA III, et al. The history of anatomy and surgery of the preperitoneal space. Arch Surg. 2005;140(1):90–4.

4. JB MK, Laws HL. Laparoscopic repair of inguinal hernias using a totally extraperitoneal prosthetic approach. Surg Endosc. 1993;7:26–8.

5. LeBlanc KA, Booth WV, Whitaker JM, Baker D. In vivo study of meshes implanted over the inguinal ring and external iliac vessels of uncastrated pigs. Surg

Endosc. 1998;12:247–51.

6. Katz EE, Patel RV, Sokoloff MH, et al. Bilateral inguinal hernia repair can complicate subsequent radical retropubic prostatectomy. J Urol. 2002;167:637–8.

7. Haifler M, Benjamin B, Ghinea R, Avital S. The impact of previous laparoscopic inguinal hernia repair on radical prostatectomy. J Endourol. 2012;26(11):1458–62. https://doi.org/10.1089/end.2012.0285. Epub 2012 Sep 13

8. Saint-Elie DT, Marshall FF. Impact of laparoscopic inguinal hernia repair mesh on open radical retropubic prostatectomy. Urology. 2010;76:1078–82.

9. Do HM, Turner K, Dietel A, et al. Previous laparoscopic inguinal hernia repair does not adversely affect the functional or oncological outcomes of endoscopic extraperitoneal radical prostatectomy. Urology. 2011;77:963–7.

10. DiMarco DS, Zincke H, Sebo TJ, et al. The extent of lymphadenectomy for pTXNO prostate cancer does not affect prostate cancer outcome in the prostate specific antigen era. J Urol. 2005;173:1121–5.

11. National Comprehensive Cancer Network (NCCN). NCCN Clinical practice guidelines in oncology. http://www.nccn.org/professionals/physician_gls/f_guidelines.asp.

12. Joslyn SA, Konety BR. Impact of extent of lymphadenectomy on survival after radical prostatectomy for prostate cancer. Urology. 2006;68:121–5.

13. Siddiqui SA, Krane LS, Bhandari A, et al. The impact of previous inguinal or abdominal surgery on outcomes after robotic radical prostatectomy. Urology. 2010;75:1079–82.

14. Picozzi SCM, Ricci C, Bonavina L, et al. Feasibility and outcomes regarding open and laparoscopic radical prostatectomy in patients with previous synthetic mesh inguinal hernia repair: meta-analysis and systematic review of 7,497 patients. World J Urol. 2015;33:59.

15. Spernat D, Sofield D, Moon D, Louie-Johnsun M, Woo H. Implications of laparoscopic inguinal hernia repair on open, laparoscopic, and robotic radical prostatectomy. Prostate Int. 2014;2:8–11.

16. Cooperberg MR, Downs TM, Carroll PR. Radical retropubic prostatectomy frustrated by prior laparoscopic mesh herniorrhaphy. Surgery. 2004;135:452–4.

17. Regan TC, Mordkin RM, Constantinople NL, et al. Incidence of inguinal hernias following radical retropubic prostatectomy. Urology. 1996;47:536.

18. Zhu S, Zhang H, Xie L, Chen J, Niu Y. Risk factors and prevention of inguinal hernia after radical prostatectomy: a systematic review and meta-analysis. J Urol. March 2013;189(3):884–90.

19. Stranne J, Johansson E, Nilsson A, Bill-Axelson A, Carlsson S, Holmberg L, et al. Inguinal hernia after radical prostatectomy for prostate cancer: results from

a randomized setting and a nonrandomized setting. Eur Urol. 2010;58:719–26.

20. Nielsen ME, Walsh PC. Systematic detection and repair of subclinical inguinal hernias at radical retropubic prostatectomy. Urology. 2005;66:1034–7.

21. Do M, Liatsikos EN, Kallidonis P, Wedderburn AW, Dietel A, Turner KJ, et al. Hernia repair during endoscopic Extraperitoneal radical prostatectomy: outcome after 93 cases. J Endourol. April 2011;25(4):625–9.

22. Celik O, Akand M, Ekin G, Duman I, Ilbey YO, Erdogru T. Laparoscopic radical prostatectomy alone or with laparoscopic Herniorrhaphy. JSLS: J Soc Laparoendoscopic Surgeons. 2015;19(4):e2015.00090.

23. Fujii Y, Yamamoto S, Yonese J, Kawakami S, Okubo Y, Suyama T, et al. A novel technique to prevent post-radical retropubic prostatectomy inguinal hernia: the processus vaginalis transection method. Urology. 2010;75:713–7.

24. Stranne J, Aus G, Bergdahl S, Damber JE, Hugosson J, Khatami A, et al. Post-radical prostatectomy inguinal hernia: a simple surgical intervention can substantially reduce the incidence – results from a prospective randomized trial. J Urol. 2010;184:984–9.

25. Dulucq JL, Wintringer P, Mahajna A. Totally extraperitoneal hernia repair after radical prostatectomy or previous lower abdominal surgery. Surg Endosc. 2006;20:473.

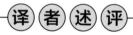

译 者 述 评

　　腹股沟疝和前列腺癌是男性中较为常见的两种疾病,中老年男性患者同时或先后罹患腹股沟疝和前列腺疾病并不少见。因腹腔镜下腹股沟疝修补术和前列腺切除术共用 Retzius 和 Bogros 解剖间隙,使先行一种术式后再行另一种术式的手术难度增加,我们在前列腺术后修补疝多选用开放术式。本文介绍了腹腔镜腹股沟疝修补和开放式手术、内镜特别是机器人前列腺癌手术可以同时进行或先后进行,对肿瘤结局或并发症率均可接受,建议不将补片放置在 Cooper 韧带和耻骨支下方过远的位置。双侧腹股沟疝修补术中,单独放置两张补片保留中线等问题,值得我们研究。

（邓先兆　伍波）

第 21 章
腹股沟复发疝的修补

Jared McAllister, Jeffrey A. Blatnik

简介

腹股沟疝修补术是美国普通外科医生最常见的手术之一,每年开展约 80 万例手术[1]。复发率因修补手术类型、疝的特征和临床情况的不同而有很大差异。根据瑞典疝数据库统计[2,3],行腹股沟复发疝手术的比例随着时间的推移而下降,从 1992 年的 16% 降至 2008 年的 9%。明尼苏达州奥姆斯特德县的数据也反映了这一变化。该数据表明在 1989—2008 年的 19 年中,复发性腹股沟疝修补(IHR)的发生率从每年每 66/10 万人下降至 26/10 万人[3]。这一趋势与现代技术的日益普及,包括使用补片无张力修补和新的微创方法,以及组织修复的逐渐减少有关。Cochrane 数据库的 Meta 分析表明,与组织修复相比[4,5],补片修补可将复发的相对风险降低 50%~75%[4,5],但在污染部位不能使用补片仍旧使用传统的组织修复。复发疝最佳修补方法仍存在争议,这取决于初次手术修补方法和临床状况。

当前修补技术

目前主要的腹股沟疝修补技术都使用补片,具体可分为开放式或腹腔镜、前入路或后入路。Lichtenstein 修补是经典的开放式补片修补方法,是前入路修补术的一种形式,这种修补术将补片放置在腹横筋膜前方,只覆盖腹股沟的位置。这种修补有一种较普遍的改进是将疝囊缩小后在其间接空间中放置一个网塞。Nyhus 或开放式腹膜前补片修补(OPMR)是后入路开放修补术式之一,将补片放置到腹膜前间隙中的腹横肌深面,允许覆盖股管和腹股沟空间。第三种开放技术利用连接的双层聚丙烯补片装置(BPMD),将补片放在前后平面上,结合了 Lichtenstein 修补术和 OPMR 手术。

两种主要的腹腔镜修补技术是经腹腔腹膜前疝修补术(TAPP)和完全腹膜外疝修补术(TEP),两者都将补片放在腹膜后位置,并覆盖股管和腹股沟间隙。TEP 完全在腹腔外操作,避免了损伤腹腔,但学习曲线较长。并且如果有下腹部手术史(如 Pfannenstiel 切口)和既往的后入路疝修补史,手术操作相对困难。这两种术式也都可以利用越来越流行的机器人手术来完成。

复发

复发部位

复发疝可分为直疝或斜疝。Lichtenstein 修补后的数据显示复发疝既可以是直疝又可以是斜疝。早期的数据显示直疝是最常见的复发类型[6]。然而,最近瑞典数据库一项超过 700 名患者的研究发现,Lichtenstein 修补后最常见的复发类型和原发疝相同。在腹腔镜检查中发现,腹股沟斜疝复发中 81% 的复发仍旧是斜疝[7,8]。关于腹腔镜修补后复发的病例也常有报道，几个小样本数据研究显示大部分复发是斜疝，可能是由补片横向固定不足、补片尺寸太小或空间结构分离不充分引起的[9,10]。然而，一项更大点的样本研究观察了 53 例 TAPP 修补后的复发，发现 2/3 的复发位于先前放置补片的尾部或内侧[11]。

复发的危险因素

　　许多危险因素可以预示原发性疝修补术后的复发。大量研究发现，女性、初次为直疝修补、复发性疝的再手术和吸烟是导致腹股沟疝复发的重要危险因素。其中，吸烟是唯一可改变的危险因素，所有接受康复的患者都应提倡戒烟[7,12]。滑动疝，其中疝囊的一部分由器官（如结肠或膀胱）构成，也是独立的复发危险因素[13]。此外，术后并发症和特定的手术方法已被证明会增加复发的风险，其中组织修复的术后复发率最高[14]。新近证据表明，复发率取决于医院类型和规模，专科疝中心和每年超过 50 例疝手术的中心，复发率显著降低[15,16]。

　　多次手术修补是另一个明显的危险因素，每次疝修补失败都会增加其后的复发率[12,17]。一项 8 年的研究结果显示，在原发性腹股沟疝修补术后的复发率和再手术率为 3.1%。在第一次复发疝再手术后，其复发的风险增加至 8%[18]。越来越多的文献表明，全身性结缔组织疾病是疝产生和复发的原因之一。腹股沟复发性疝与腹主动脉瘤（AAA）和腹壁缺损有明显关联。相关文献显示，接受 AAA 治疗的患者发生腹股沟疝的可能性是主动脉闭塞性疾病患者的 2.3 倍（$P<0.000\ 1$），其机制可能与两种疾病状态下的结缔组织缺陷有关[19]。这些数据提示：①首次腹股沟疝修补是获得持久修补效果的最佳机会；②一些患者由于全身性结缔组织病而更容易发生疝，因此可能更难进行彻底手术修补。

　　值得注意的是，在腹股沟疝修补术后早期恢复正常体力活动或负重并未增加复发的风险[20]。一项大型研究比较了三组患者术后复发的情况：第 1 组患者按医嘱在术后第二天恢复正常工作和日常活动（$n=1\ 059$），第 2 组为类似诊所就诊的患者，没有明确的医嘱要求（$n=1\ 306$），第 3 组为丹麦疝数据库（$n=8\ 297$）的患者，也没有明确的要求。术后中位随访时间 16 个月，第 1 组患者的再手术率为 0.7%，而第 2 组和第 3 组（$P=NS$）的复发率为 1.6% 和 1.4%。第 1 组患者尽管有医嘱但是仍有相当一部分人在 7 天内没有恢复完全活动，常见的原因是术后疼痛延迟了正常活动。这项研究表明术后第二天完全恢复活动不增加短期复发率[21]。同样，没有证据显示复发率增加与使用轻质补片或使用纤维蛋白胶或自粘网片固定有关[22-24]。

复发疝修补方法

　　复发性腹股沟疝的症状类似于原发性疝，包括腹股沟肿胀、疼痛和肠梗阻等症状。在病史和体格检查中应注意补片感染的征象，包括皮肤变化、皮温升高、红斑和窦道。感染的补片将严重影响手术计划，并可能需要去除补片和清除病原体等多次后续手术。通常不需要额外的影像学检查来诊断复发性疝，但是，如果由于非典型症状或不能明确诊断，则应使用其他影像学检查。超声（US）、CT 扫描和磁共振成像（MRI）对于诊断复发疝都具有足够的敏感性和特异性。如果具备这方面的专业知识，超声是合适的首选检查[25,26]。

　　复发性腹股沟疝的手术适应证与原发性疝一样，主要由症状决定。绞窄、肠梗阻或肠穿孔需要紧急手术。当复发性疝无症状或症状轻微时，观察等待是安全的，严重并发症的发生率较低，但通常建议对有症状的适合手术的患者进行修补术[27]。

　　对复发性腹股沟疝患者的评估应力求确定上一次的修补术式和补片位置。外科医生需明确补片是放置在前部还是后部，以及是否使用了网塞或其他新颖的装置，因为这可能会决定再次手术解剖以及手术方法。

最佳修补方式

复发疝修补的最佳方法还没有统一。一项对 12 项随机前瞻性试验的 meta 分析,比较了 Lichtenstein 和腹腔镜技术在复发性腹股沟疝修复中的作用,发现腹腔镜修补术后慢性疼痛的发生率显著较低(9.2% vs 21.5%, $P=0.003$),恢复日常活动的时间更短(13.9 天 vs 18.4 天),但手术时间显著延长(62.9 分钟 vs 54.2 分钟)。这项分析还发现,腹腔镜手术组的复发率没有明显降低趋势(8.3% vs 11.6%, $P=0.16$)[28]。

欧洲和国际疝学会的最新指南建议,在复发情况下最佳的修补类型取决于初次的修补术式和手术医师的外科专业知识。通常情况下,当初次修补术为开放式前入路修补(即 Lichtenstein 型)时,复发疝修补应采用腹腔镜后入路。当第一次手术是后入路修补时,应采用开放式前入路再次修补[26,29]。考虑到这种策略,先前放置的腹股沟补片通常不用去除,也不会在再次手术时碰到。当怀疑慢性疼痛是由补片造成并且有补片感染的情况,通常需移除补片。如果初次手术是采用组织修补的方式,再手术时前入路或后入路的补片修补术式均可选,尽管有证据表明使用腹腔镜方法可减轻疼痛并缩短恢复活动的时间[28,30,31]。

已经做过开放式前入路补片修补术后的后入路修补术可降低疝的复发率,并可改善患者的生活质量。丹麦疝数据库收集的丹麦 98% 以上的腹股沟疝修补术资料表明,之前做过 Lichtenstein 修补术后复发的患者,再次手术采用腹腔镜修补术(TEP 或 TAPP)时,与开放式修补术相比,腹腔镜手术的复发率显著降低(图 21.1)。作为一项回顾性研究,因为缺乏随机性、选择偏倚和容易漏诊的不需要再次手术的较小复发患者,这些结果有一定的局限性[18]。其他研究并未证明初次开放修补后腹腔镜再手术的复发率降低,但该方法可减少术后疼痛、减少慢性疼痛、缩短康复时间并降低伤口感染率[29,32,33]。

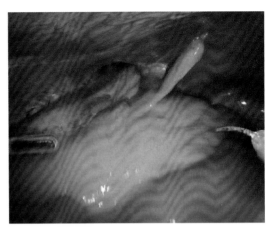

图 21.1　内容物为乙状结肠的右侧腹股沟复发疝微创内面观

考虑到用相同的方法再次进入腹股沟区可能会变得更加困难,并且需要通过分离瘢痕组织而使得分离平面不够清晰,容易导致重要结构受损,因此这些结果并不令人惊讶。相比之下,前一次开放式前入路修补术后的经腹腔镜腹股沟手术(图 21.1)完全避免了前次手术的补片和瘢痕组织,外科医生可以通过清晰的组织平面进行解剖,并使补片远离先前修补的位置,从而覆盖了腹股沟区和股管区。再次 TAPP 与 TEP 的选择取决于外科医生的经验和术式的舒适度,目前的数据并未表明哪一种技术更优越[34]。然而,以前采用网塞修补术的患者复发后选择 TAPP 优于 TEP[35](图 21.2)。网塞会引起腹膜粘连,使用 TEP 进行疝囊剥离会导致腹膜撕裂。由于慢性疼痛问题,在再次手术时通常也需要将这些网塞移除,以便建立一个较

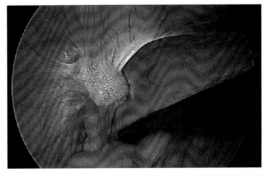

图 21.2　既往用于开放式疝修补的网塞的腹腔镜下视图。可以看到网塞伸入腹腔并伴有粘连

为平坦的平面放置补片。

　　同样,前一次补片前入路修补后再次行开放式腹膜前补片修补的研究已显示了良好的结果,其中一项纳入107名患者的试验表明,在至少3年的随访期后,复发率为2.8%,并且没有发生慢性疼痛[36]。

　　相反,在先前的腹腔镜手术后复发的情况下,通常建议采用开放式前入路,因为这样可以避免再次进行腹膜前解剖。但是仍然有一些外科医生更喜欢使用腹腔镜方法进行再次手术,在这种情况下,与TEP相比TAPP手术更优选,因为TEP大多需要无直视地进行腹膜前剥离,并且当存在明显的腹膜前瘢痕组织时容易发生大的腹膜撕裂[11,35]。借助TAPP,外科医生可在直视下将腹膜与腹壁分开,从而避免了更大的腹膜撕裂。

总结

　　腹股沟复发疝的修补增加了患病率,也增加了外科医生处理的难度。补片修补的手术类型可以根据补片的位置分为前入路或后入路。有些因素会增加复发的风险,如吸烟、复发疝、组织修复、术后并发症以及手术量小。另外,有证据表明疝的形成与全身结缔组织疾病有关,因此,患者本身的疾病可能在复发中起作用。补片固定的类型和术后活动限制似乎和疝复发关系不大。

　　处理复发疝时,应考虑患者的症状、功能状态和先前的修补手术方式。当不能明确诊断时,超声是一个很好的初步检查,外科医生应牢记股疝的可能性。最佳手术修补式尚有争议。通常,腹腔镜疝修补可减轻疼痛,完全恢复活动的时间较短。但是,有证据表明,在前次腹腔镜修补术之后的复发疝应首选前入路修补术,而在先前采用开放式前入路修补术之后首选腹腔镜修补术。该建议使外科医生可以避免先前的瘢痕组织并避免并发症。尽管如此,在相应手术方面有经验的外科医生仍不断挑战着这些常规技术,病例研究显示许多不同的修补方法均

有良好的效果。

(王晶敏　译)

参考文献

1. Rutkow IM. Demographic and socioeconomic aspects of hernia repair in the United States in 2003. Surg Clin North Am. 2003;83(5):1045–51–v–vi. https://doi.org/10.1016/S0039-6109(03)00132-4.

2. Sevonius D, Gunnarsson U, Nordin P, Nilsson E, Sandblom G. Recurrent groin hernia surgery. Br J Surg. 2011;98(10):1489–94. https://doi.org/10.1002/bjs.7559.

3. Zendejas B, Ramirez T, Jones T, et al. Incidence of inguinal hernia repairs in Olmsted County, MN: a population-based study. Ann Surg. 2013;257(3):520–6. https://doi.org/10.1097/SLA.0b013e31826d41c6.

4. Scott NW, McCormack K, Graham P, Go PM, Ross SJ, Grant AM. Open mesh versus non-mesh for repair of femoral and inguinal hernia Scott N, ed. Cochrane Database Syst Rev. 2002;(4):CD002197. https://doi.org/10.1002/14651858.CD002197.

5. Bay-Nielsen M, Kehlet H, Strand L, et al. Quality assessment of 26,304 herniorrhaphies in Denmark: a prospective nationwide study. Lancet. 2001;358(9288):1124–8. https://doi.org/10.1016/S0140-6736(01)06251-1.

6. Bay-Nielsen M, Nordin P, Nilsson E, Kehlet H. Danish Hernia Data Base and the Swedish Hernia Data Base. Operative findings in recurrent hernia after a Lichtenstein procedure. Am J Surg. 2001;182(2):134–6.

7. Burcharth J, Andresen K, Pommergaard H-C, Bisgaard T, Rosenberg J. Recurrence patterns of direct and indirect inguinal hernias in a nationwide population in Denmark. Surgery. 2014;155(1):173–7. https://doi.org/10.1016/j.surg.2013.06.006.

8. Bringman S, Holmberg H, Österberg J. Location of recurrent groin hernias at TEP after Lichtenstein repair: a study based on the Swedish Hernia Register. Hernia. 2016;20(3):387–91. https://doi.org/10.1007/s10029-016-1490-x.

9. Lamb ADG, Robson AJ, Nixon SJ. Recurrence after totally extraperitoneal laparoscopic repair: implications for operative technique and surgical training. Surgeon. 2006;4(5):299–307.

10. Felix E, Scott S, Crafton B, et al. Causes of recurrence after laparoscopic hernioplasty. A multicenter study. Surg Endosc. 1998;12(3):226–31.

11. van den Heuvel B, Dwars BJ. Repeated laparoscopic treatment of recurrent inguinal hernias after previous posterior repair. Surg Endosc. 2013;27(3):795–800. https://doi.org/10.1007/s00464-012-2514-y.

12. Burcharth J, Pommergaard H-C, Bisgaard T,

Rosenberg J. Patient-related risk factors for recurrence after inguinal hernia repair: a systematic review and meta-analysis of observational studies. Surg Innov. 2015;22(3):303–17. https://doi.org/10.1177/1553350614552731.

13. Andresen K, Bisgaard T, Rosenberg J. Sliding inguinal hernia is a risk factor for recurrence. Langenbeck's Arch Surg. 2015;400(1):101–6. https://doi.org/10.1007/s00423-014-1262-y.

14. Magnusson N, Nordin P, Hedberg M, Gunnarsson U, Sandblom G. The time profile of groin hernia recurrences. Hernia. 2010;14(4):341–4. https://doi.org/10.1007/s10029-010-0648-1.

15. Andresen K, Friis-Andersen H, Rosenberg J. Laparoscopic repair of primary inguinal hernia performed in public hospitals or low-volume centers have increased risk of reoperation for recurrence. Surg Innov. 2016;23(2):142–7. https://doi.org/10.1177/1553350615596636.

16. Malik A, Bell CM, Stukel TA, Urbach DR. Recurrence of inguinal hernias repaired in a large hernia surgical specialty hospital and general hospitals in Ontario, Canada. Can J Surg. 2016;59(1):19–25. https://doi.org/10.1503/cjs.003915.

17. Søndenaa K, Nesvik I, Breivik K, Kørner H. Long-term follow-up of 1059 consecutive primary and recurrent inguinal hernias in a teaching hospital. Eur J Surg. 2001;167(2):125–9. https://doi.org/10.1080/110241501750070583.

18. Bisgaard T, Bay-Nielsen M, Kehlet H. Re-recurrence after operation for recurrent inguinal hernia. A nationwide 8-year follow-up study on the role of type of repair. Ann Surg. 2008;247(4):707–11. https://doi.org/10.1097/SLA.0b013e31816b18e3.

19. Antoniou GA, Georgiadis GS, Antoniou SA, Granderath FA, Giannoukas AD, Lazarides MK. Abdominal aortic aneurysm and abdominal wall hernia as manifestations of a connective tissue disorder. J Vasc Surg. 2011;54(4):1175–81. https://doi.org/10.1016/j.jvs.2011.02.065.

20. Bittner R, Montgomery MA, Arregui E, et al. Update of guidelines on laparoscopic (TAPP) and endoscopic (TEP) treatment of inguinal hernia (International Endohernia Society). Surg Endosc. 2015;29(2):289–321. https://doi.org/10.1007/s00464-014-3917-8.

21. Bay-Nielsen M, Thomsen H, Andersen FH, et al. Convalescence after inguinal herniorrhaphy. Br J Surg. 2004;91(3):362–7. https://doi.org/10.1002/bjs.4437.

22. Tabbara M, Genser L, Bossi M, et al. Inguinal hernia repair using self-adhering sutureless mesh: Adhesix™: a 3-year follow-up with low chronic pain and recurrence rate. Am Surg. 2016;82(2):112–6.

23. Sun P, Cheng X, Deng S, Hu Q, Sun Y, Zheng Q. Mesh fixation with glue versus suture for chronic pain and recurrence in Lichtenstein inguinal hernioplasty. Zheng Q, ed. Cochrane Database Syst Rev. 2017;2:CD010814. https://doi.org/10.1002/14651858.CD010814.pub2.

24. Ozmen J, Choi V, Hepburn K, Hawkins W, Loi K. Laparoscopic totally extraperitoneal groin hernia repair using a self-gripping mesh: clinical results of 235 primary and recurrent groin hernias. J Laparoendosc Adv Surg Tech A. 2015;25(11):915–9. https://doi.org/10.1089/lap.2015.0056.

25. Robinson A, Light D, Kasim A, Nice C. A systematic review and meta-analysis of the role of radiology in the diagnosis of occult inguinal hernia. Surg Endosc. 2013;27(1):11–8. https://doi.org/10.1007/s00464-012-2412-3.

26. Simons MP, Aufenacker T, Bay-Nielsen M, et al. European Hernia Society guidelines on the treatment of inguinal hernia in adult patients. Hernia. 2009;13(4):343–403. https://doi.org/10.1007/s10029-009-0529-7.

27. Fitzgibbons RJ, Giobbie-Hurder A, Gibbs JO, et al. Watchful waiting vs repair of inguinal hernia in minimally symptomatic men: a randomized clinical trial. JAMA. 2006;295(3):285–92. https://doi.org/10.1001/jama.295.3.285.

28. Pisanu A, Podda M, Saba A, Porceddu G, Uccheddu A. Meta-analysis and review of prospective randomized trials comparing laparoscopic and Lichtenstein techniques in recurrent inguinal hernia repair. Hernia. 2015;19(3):355–66. https://doi.org/10.1007/s10029-014-1281-1.

29. Miserez M, Peeters E, Aufenacker T, et al. Update with level 1 studies of the European Hernia Society guidelines on the treatment of inguinal hernia in adult patients. Hernia. 2014;18(2):151–63. https://doi.org/10.1007/s10029-014-1236-6.

30. Erdas E, Medas F, Gordini L, et al. Tailored anterior tension-free repair for the treatment of recurrent inguinal hernia previously repaired by anterior approach. Hernia. 2016;20(3):393–8. https://doi.org/10.1007/s10029-016-1475-9.

31. Li J, Ji Z, Li Y. Comparison of laparoscopic versus open procedure in the treatment of recurrent inguinal hernia: a meta-analysis of the results. Am J Surg. 2014;207(4):602–12. https://doi.org/10.1016/j.amjsurg.2013.05.008.

32. Yang J, Tong DN, Yao J, Chen W. Laparoscopic or Lichtenstein repair for recurrent inguinal hernia: a meta-analysis of randomized controlled trials. ANZ J Surg. 2013;83(5):312–8. https://doi.org/10.1111/ans.12010.

33. Sevonius D, Montgomery A, Smedberg S, Sandblom G. Chronic groin pain, discomfort and physical disability after recurrent groin hernia repair: impact of anterior and posterior mesh repair. Hernia. 2016;20(1):43–53. https://doi.org/10.1007/s10029-015-1439-5.

34. Köckerling F, Bittner R, Kuthe A, et al. TEP or TAPP for recurrent inguinal hernia repair-register-based comparison of the outcome. Surg Endosc. 2017:1–11. https://doi.org/10.1007/s00464-017-5416-1.

35. Chen X, Li J-W, Zhang Y, Sun J, Zheng M-H, Dong

F. The surgical strategy for laparoscopic approach in recurrent inguinal hernia repair: 213 cases report. Zhonghua Wai Ke Za Zhi. 2013;51(9):792–5.

36. Yang B, Jiang Z-P, Li Y-R, Zong Z, Chen S. Long-term outcome for open preperitoneal mesh repair of recurrent inguinal hernia. Int J Surg. 2015;19:134–6. https://doi.org/10.1016/j.ijsu.2015.05.029.

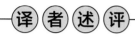

　　腹股沟疝的复发增加了患病率,也增加了外科医生处理的难度。目前主要的腹股沟疝修补技术都使用补片,可以分为开放式或腹腔镜的前入路或后入路。补片的位置因手术方式的不同而不同。许多危险因素可以预示原发性疝修补术后的复发,女性、初次手术为直疝修补、复发性疝的再手术和吸烟是导致腹股沟疝复发的重要危险因素。其中,吸烟是唯一可改变的危险因素,所有接受康复的患者都应提倡戒烟;多次手术修补是另一个明显的危险因素。值得注意的是,在腹股沟疝修补术后早期恢复正常体力活动或负重并未增加复发的风险。复发性腹股沟疝的手术适应证与原发疝一样,绞窄、肠梗阻或肠穿孔同样需要紧急手术。对疝复发患者的术前评估应始终寻求确定上一次修复中使用的技术和补片位置。虽然复发疝修补还没有最佳的手术方式,但最初的修补术式和手术医师的外科专业知识是最需要考虑的因素。

（王晶敏　嵇振岭）

第 22 章
普通外科住院医师腹股沟疝修补术的培训

Nicole Kissane Lee, Vandana Botta, Mariah Alexander Beasley

引言

在美国,腹股沟疝修补术是最常见的外科手术,仅 2003 年的手术量就超过了 70 万例[17]。由于腹股沟疝的高发病率,美国各地的普外科住院医师对于腹股沟疝修补手术通常较早就获得了广泛的经验。尽管很早开始疝手术,但手术培训、临床课程、病例数量、教学人员的专业知识等方面的差异,以及缺乏统一的教学规范,导致了外科住院医师疝培训效果参差不齐。

随着时间的推移,腹股沟疝病例的数量可能保持不变,但手术干预的术式种类已经增多,现在同样数量的病例可通过三种不同的方式进行手术:开放式、腹腔镜和机器人[13]。腹腔镜手术和微创外科手术(minimally invasive surgical,MIS)越来越受欢迎,接受开放式腹股沟疝修补术的患者数量也随之减少[13]。因此,我们认为住院医师在开放式疝修补术中需要获得更多的带教和学习机会。在下面内容中,我们将讨论我们机构成功开展且广受欢迎的开放式疝手术培训。值得一提的是,我们培训中心开展非补片修补技术的教学,特别是 Bassini 和 McVay 技术,因为它们具有历史意义,尽管现在已经很少使用,但在国家考试中还是经常出现。此外,我们还发现,向住院医生传授这些开放式修补术是有益的,在没有补片或先进设备的疝修补手术中,他们可能需要这种特殊的技能。

培训模式

传统上,外科培训以"看一个,做一个,教一个"的 Halsted 氏模式为基础。在这种模式下,住院医生在培训过程中逐步获得临床责任感和手术自主权[15]。虽然手术室的实践指导仍然是外科培训的重要组成部分,但是外科领域迅速出现的创新,要求外科培训方式也要同时扩展[2-4,7,8]。

工作时间的限制和日益严格的患者安全标准也可能会导致住院医师的手术自主权和手术时间减少,迫使住院医生寻求 Halsted 模式之外的培训项目[1]。

大多数外科培训项目都认同 Ericsson 等强调的对认知和技能进行教学和评估的重要性[6,9],这可以通过组合多种教学工具来实现。无论是以短视频还是幻灯片进行视觉展示,都可以在学习手术技术之前提供相关教学信息,如解剖、手术适应证和禁忌证、潜在的术中和术后并发症以及手术的技术细节等。对基础知识的评估可以通过提前测试或口头讨论进行。现场视频辅助和视频后评估以及对受训者技术优势和弱点的即时反馈,也已被证明是有效的外科培训方式[1]。在过渡到动物或尸体模型的体外实验之前,带有模拟器、模型或人体模型的仿真实验可以作为有效的辅助。在一项 Sharma 等的研究中[18],住院医生通过简单地参与一个简短的、为期 8 周、以程序为导向的尸体解剖复习课程后手术技能和信心均得到了显著提高。

在我们机构培训住院医师

我们训练住院医师的主要方式是视觉设备辅助和尸体解剖培训中心。在手术前，住院医师通过幻灯片了解相关腹股沟解剖和手术技术，并要完成对这些概念的预测试。预测试是对本培训中心知识和准备情况的客观分析，包括基本的疝修补技术和手术注意事项。我们鼓励住院医师在进入培训中心之前通过访问在线模块来复习疝修补技术。在我们的项目中，我们推荐 SCORE 课程[5]。

尸体解剖课由在腹股沟疝修补术方面具有丰富经验和有正规的外科手术教学经验的普外科主治医师来带教。教师和学生的比例是1∶2。本培训中心的学习目标包括：

1. 了解并描述腹股沟疝修补的相关解剖结构。

2. 制订手术计划，开展无需补片的开放疝修补术。

3. 确定成功疝修补的要素，包括解剖学上注意事项、缝合方式、器械和组织处理。

4. 为患者治疗和长期预后确定最合适的疝修补技术，并描述手术适应证和术中及术后可能发生的并发症。

5. 对采用不使用补片的开放式手术的疝修补患者，制订综合的治疗方案。并将此治疗方案与相应的开放式补片修补、腹腔镜下修补和机器人修补方案进行对比。

该实验课首先由住院总医师讲解普外科方面的专业知识，由教师和兼职教师进行解剖学的全面复习。利用10分钟的简短教学讲座回顾基本的腹股沟解剖和各种类型的疝，然后将注意力转向尸体模型。

在尸体上做标记是为了识别重要的解剖标志，包括髂前上棘、耻骨结节、预测的腹股沟深环、浅环和腹股沟管的位置，以及髂腹股沟和髂腹下神经，随后讨论髂腹股沟神经阻滞的位置和适当的局部麻醉（图22.1）。

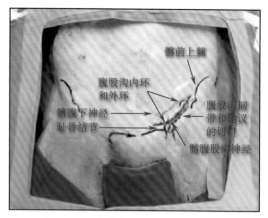

图 22.1　体表解剖及相关解剖标志

在标记好所有相关的体表解剖位置并由教师检查无误后，住院医生开始解剖并识别解剖层次，包括但不限于 Camper 筋膜、Scarpa 筋膜和腹外斜肌筋膜（图22.2）。通常的方式是指导学生沿着组织结构走向直接切开腹外斜肌腱膜纤维，识别并保护精索结构，特别是表层的神经组织（图22.3 和图22.4）。

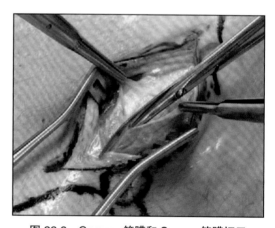

图 22.2　Camper 筋膜和 Scarpa 筋膜切口

然后沿精索周围进行分离，再次强调对相关解剖学问题的讨论（图22.5）。鼓励教学人员对解剖区域血管进行讨论，特别是股血管，并在可能的情况下向学员展示（图22.6）。然后检查腹股沟区是否有直疝、斜疝或股疝，必要时切除精索脂肪瘤（图22.7）。检查、识别和保护精索结构（图22.8）。

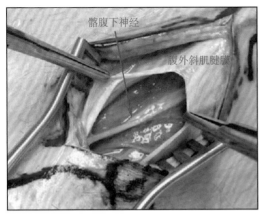

图 22.3　腹外斜肌腱膜的分离和髂腹下神经的识别

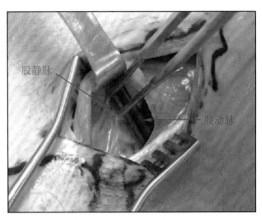

图 22.6　股血管的识别

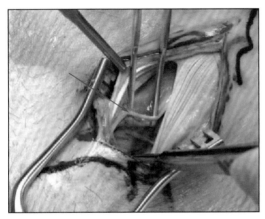

图 22.4　小心解剖髂腹下神经,防止意外损伤

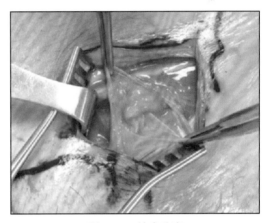

图 22.7　精索分离

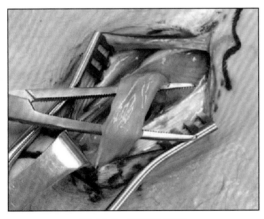

图 22.5　精索的识别

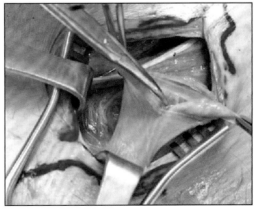

图 22.8　精索内容物探查及疝囊的识别与剥离

然后我们进行无补片的 Bassini 疝修补,将腹横筋膜和联合肌腱缝合到腹股沟韧带上(图 22.9 和图 22.10)。

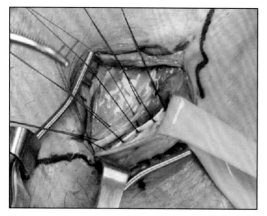

图 22.9　Bassini 修补:三层组织与腹股沟韧带(Poupart 韧带)缝合

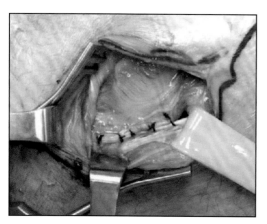

图 22.10　Bassini 修补术中用不可吸收缝线间断闭合内环

在 Bassini 法修补完成后,教师指导学员进行 McVay 法疝修补,再次讨论相关的解剖学问题。McVay 修补术将腹横肌腱膜和腹横筋膜缝合于 Cooper 韧带和髂耻束之上(图 22.11)。最后,考虑到这种修补的高张力性,做减张切口并加以讨论(图 22.12)。然后用传统的方式将疝缺损分层缝合,从腹外斜肌纤维逐层缝合到皮肤。

由于每具尸体有两个腹股沟区域,我们为学生提供额外的实验时间在对侧进行疝修补术。我们鼓励低年资住院医师通过案例相互指

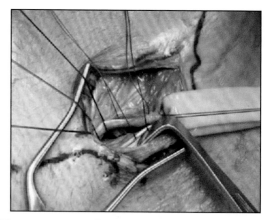

图 22.11　McVay 修补:三层组织与 Cooper 韧带侧移缝合

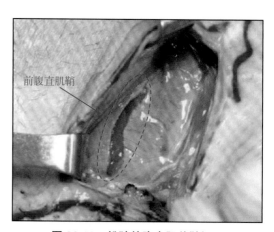

前腹直肌鞘

图 22.12　松弛的腹直肌前鞘切口

导,从教师的角度来体验学习和解剖。教师们仍然可以在必要时指导修补。

完成实验课操作后,住院医师和教员将评估操作表现和学习情况。本评估强调之前提到的培训目标,以及适合学生水平的基准。使用基于客观结构化技术技能评估(Objective Structured Assessment of Technical Skills,OSATS)标准的评估模块,对每个住院医生的关键薄弱点和能力水平进行评估,见图 22.13[11,12,14]。这个评估模块是在培训中心使用的,用以评估住院医生在整个过程中的表现。评估的重点是组织的处理、灵活性、努力程度和效率。参与的住院医生完成一项培训课后测试作为辅助的、客观的评估模块,这项测试特别强调开放式、非补片疝修补术以及相关的解剖学和手术注意事项。

实践领域	能力	关键缺陷	水平1		水平2		水平3		水平4
（阴影） 自我导向的学习 (SDL)	基于实践的学习和提高 (PBLI2)	• 无法达到最低标准 • 受训者没有完成模拟训练 • 受训者经常无正当理由缺席预定的模拟练习 • 受训者没有动力或注意力不集中，进展甚微，该学员不接受受改进建议	• 熟悉腹股沟解剖和病理学 • 基本的手术技巧 • 认识腹股沟管的基本解剖和病理 • 了解剖腹股沟的步骤 • 受训者要尽量同时使用双手或一次只使用一种器械，受训者需要更多的练习 • 需要注重技能的发展		• 受训者用两只手，但不均衡 • 受训者会感到沮丧和慌张，或者很容易分心 • 了解不同类型的腹股沟疝修补术及并发症和适应证		• 受训者使用双手，但倾向于使用大量的空间来工作 • 受训者付出了努力，但在实施改进以提高效率方面进展缓慢		• 学员熟练灵巧地运用双手，动作简练 • 学员专注于任务，不容易分心，并找到独特的方法来提高效率
评价			1	1.5	2	2.5	3	3.5	4

导师 _____   日期 _____   评审员 _____   总分 _____

外科

图22.13 普外科住院医师参与尸体上的开放式腹股沟疝修补实验课的技术技能客观结构化评估 [OSATS]

未来方向

随着外科知识、外科培训和生物医学创新的快速扩展，出现了许多革新的培训模式。多项研究表明医疗模拟和虚拟现实（virtual reality，VR）模拟器不仅能提高住院医师的技术技能和熟练程度，还能改善患者的预后[9,16,21]。VR 模拟器有可能成为一种高保真、低成本的外科训练方式[10]。随着人们对机器人疝修补术，特别是腹股沟疝和腹壁疝修补术的热情日益高涨，外科住院医师将受益于标准化机器人模拟器的开发，用于当前可用的机器人模拟器训练的疝修补[19]。最后，疝修补核心技术普及教育的发展将在国际上使住院医师教育标准化，并为患者治疗和未来的考试准备提供更好的基础[20]。

致谢：作者感谢 Hobart Akin 医学博士、Sperry Nelson 医学博士、FACS 以及田纳西大学高级医学模拟中心的工作人员对本疝课程的贡献。

（樊杰　译）

参考文献

1. Abdelsattar JM, Pandian TK, Finnesgard EJ, El Khatib MM, Rowse PG, Buckarma EN, et al. Do you see what I see? How we use video as an adjunct to general surgery resident education. J Surg Educ. 2015;72(6):e145–50.
2. Andresen K, Laursen J, Rosenberg J. Teaching the Onstep technique for inguinal hernia repair, results from a focus group interview. Surg Res Pract. 2016;2016:4787648.
3. Balayla J, Bergman S, Ghitulescu G, Feldman LS, Fraser SA. Knowing the operative game plan: a novel tool for the assessment of surgical procedural knowledge. Can J Surg. 2012;55(4):S158–62.
4. Cauraugh JH, Martin M, Martin KK. Modeling surgical expertise for motor skill acquisition. Am J Surg. 1999;177(4):331–6.
5. Colonna AL. Inguinal and femoral hernia repair. The Surgical Council on Resident Education [SCORE] Portal. http://www.surgicalcore.org. Published March 16, 2017.
6. Ericsson KA, Krampe RT, Tesch-Römer C. The role of deliberate practice in the acquisition of expert performance. Psychol Rev. 1993;100(3):363–406.
7. Ericsson KA. Deliberate practice and the acquisition and maintenance of expert performance in medicine and related domains. Acad Med. 2004;79(10 Suppl):S70–81.
8. Hall JC. Imagery practice and the development of surgical skills. Am J Surg. 2002;184(5):465–70.
9. Hamilton EC, Scott DJ, Kapoor A, Nwariaku F, Bergen PC, Rege RV, et al. Improving operative performance using a laparoscopic hernia simulator. Am J Surg. 2001;182(6):725–8.
10. Hernández-Irizarry R, Zendejas B, Ali SM, Farley DR. Optimizing training cost-effectiveness of simulation-based laparoscopic inguinal hernia repairs. Am J Surg. 2016;211(2):326–35.
11. Martin JA, Regehr G, Reznick R. Objective structured assessment of technical skill (OSATS) for surgical residents. Br J Surg. 1997;84(2):273–8.
12. Masters RS, Lo CY, Maxwell JP, Patil NG. Implicit motor learning in surgery: implications for multitasking. Surgery. 2008;143(1):140–5.
13. McCoy AC, Gasevic E, Szlabick RE, Sahmoun AE, Sticca RP. Are open abdominal procedures a thing of the past? An analysis of graduating general surgery residents' case logs from 2000 to 2011. J Surg Educ. 2013;70(6):683–9.
14. Niitsu H, Hirabayashi N, Yoshimitsu M, et al. Using the Objective Structured Assessment of Technical Skills (OSATS) global rating scale to evaluate the skills of surgical trainees in the operating room. Surg Today. 2013;43:271–5.
15. Polavarapu HV, Kulaylat AN, Sun S, Hamed OH. 100 years of surgical education: the past, present, and future. Bull Am Coll Surg. 2013;98(7):22–7.
16. Rochlen LR, et al. First-person point-of-view-augmented reality for central line insertion training. Simul Healthc. 2017;12(1):57–61.
17. Rutkow IM. Demographic and socioeconomic aspects of hernia repair in the United States in 2003. Surg Clin North Am. 2003;83(5):1045–51, v–vi.
18. Sharma G, Aycart MA, Najjar PA, van Houten T, Smink DS, Askari R, et al. A cadaveric procedural anatomy course enhances operative competence. J Surg Res. 2016;201(1):22–8.
19. Waite KE, Herman MA, Doyle PJ. Comparison of robotic versus laparoscopic transabdominal preperitoneal (TAPP) inguinal hernia repair. J Robot Surg. 2016;10(3):239–44.
20. Wilkiemeyer M, Pappas TN, Giobbie-Hurder A, Itani KM, Jonasson O, Neumayer LA. Does resident post graduate year influence the outcomes of inguinal hernia repair? Ann Surg. 2005;241(6):879–82; discussion 882–4.
21. Zendejas B, Cook DA, Bingener J, Huebner M, Dunn WF, Sarr MG, et al. Simulation-based mastery learning improves patient outcomes in laparoscopic ingui-

nal hernia repair: a randomized controlled trial. Ann Surg. 2011;254(3):502–9.

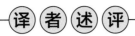

译 者 述 评

　　腹股沟疝修补术是普外科常见且基本的解剖性手术,严格培训是保证规范、熟练地开展该手术的前提。经典的 Bassini 疝修补术仍然是疝开放式手术和腔镜手术的基础,可以通过尸体解剖和模拟训练器进行专业的培训,以快速提高疝外科医生的专业水平。本文通过尸体和模拟器进行疝外科培训,是现代医学外科培训教学对传统手把手的师徒教学模式的有效提升和规模化高质量拓展,值得借鉴。

（丁政　嵇振岭）